Strain

Grower ______________ Date ______

Acquired ______________ $ ______

Indica	Hybrid	Sativa

☐ Flower ☐ Edible ☐ Concentrate

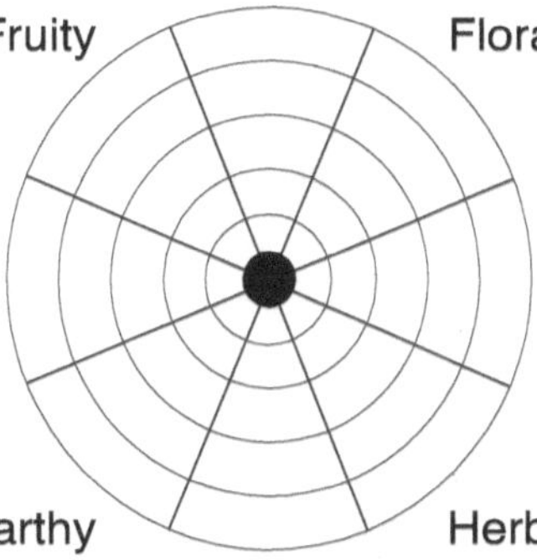

Symptoms Relieved

____

____

____

____

____

Notes

____

____

____

____

____

____

____

Effects	Strength				
Peaceful	○	○	○	○	○
Sleepy	○	○	○	○	○
Pain Relief	○	○	○	○	○
Hungry	○	○	○	○	○
Uplifted	○	○	○	○	○
Creative	○	○	○	○	○

Ratings ☆ ☆ ☆ ☆ ☆

Strain ______________________

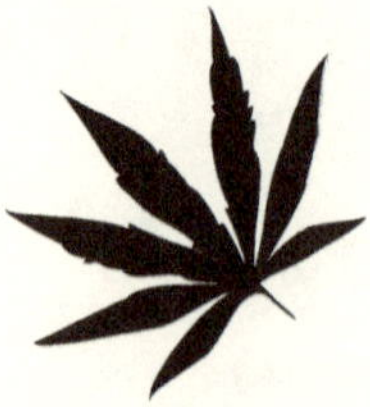

Grower ______________ Date ________

Acquired ______________ $ ________

Indica	Hybrid	Sativa

☐ Flower ☐ Edible ☐ Concentrate

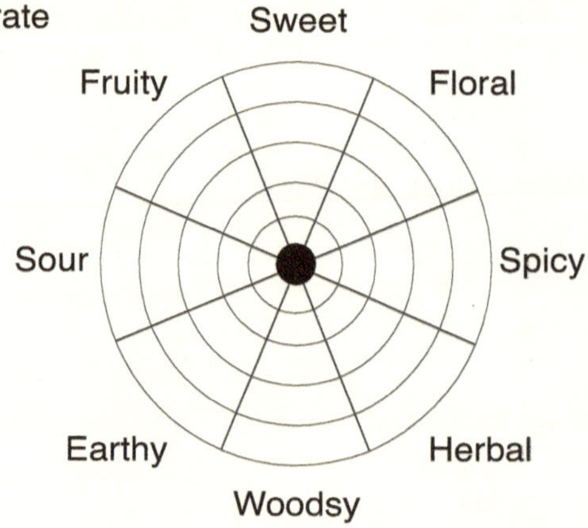

Symptoms Relieved

____

____

____

____

____

Effects **Strength**

Effects	Strength				
Peaceful	○	○	○	○	○
Sleepy	○	○	○	○	○
Pain Relief	○	○	○	○	○
Hungry	○	○	○	○	○
Uplifted	○	○	○	○	○
Creative	○	○	○	○	○

Notes

____

____

____

____

____

____

____

Ratings ☆ ☆ ☆ ☆ ☆

Strain

Grower ______ Date ______

Acquired ______ $ ______

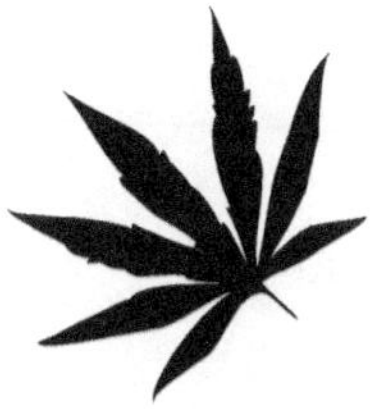

Indica	Hybrid	Sativa

☐ Flower ☐ Edible ☐ Concentrate

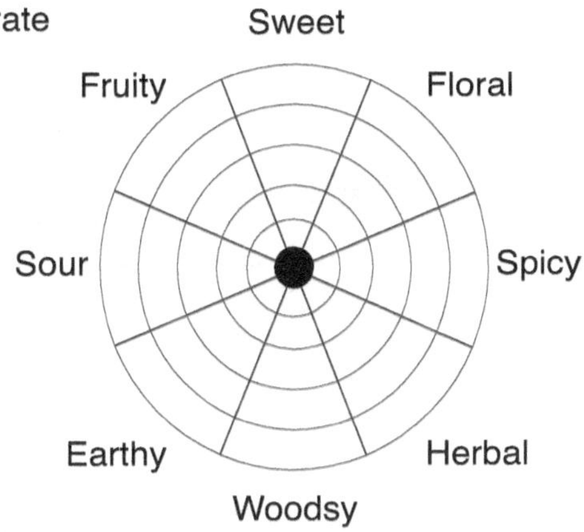

Symptoms Relieved

______

______

______

______

______

Notes

______

______

______

______

______

______

______

Effects	**Strength**				
Peaceful	○	○	○	○	○
Sleepy	○	○	○	○	○
Pain Relief	○	○	○	○	○
Hungry	○	○	○	○	○
Uplifted	○	○	○	○	○
Creative	○	○	○	○	○

Ratings ☆ ☆ ☆ ☆ ☆

Strain

Grower ____________ Date ________

Acquired ____________ $ ________

Indica	Hybrid	Sativa

☐ Flower ☐ Edible ☐ Concentrate

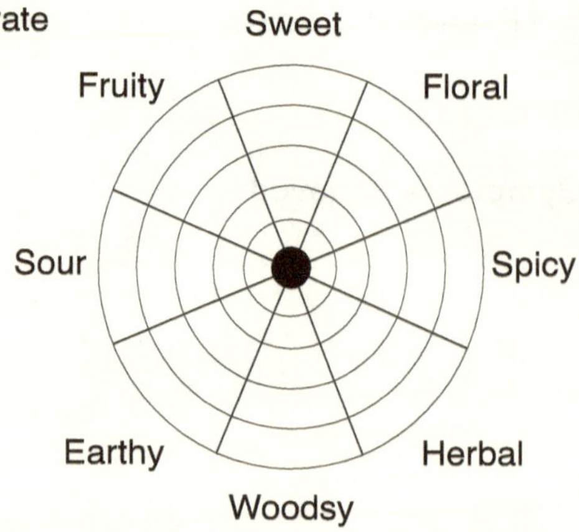

Symptoms Relieved

Notes

Effects	**Strength**				
Peaceful	○	○	○	○	○
Sleepy	○	○	○	○	○
Pain Relief	○	○	○	○	○
Hungry	○	○	○	○	○
Uplifted	○	○	○	○	○
Creative	○	○	○	○	○

Ratings ☆ ☆ ☆ ☆ ☆

Strain

Grower ____________ Date ________

Acquired ____________ $ ________

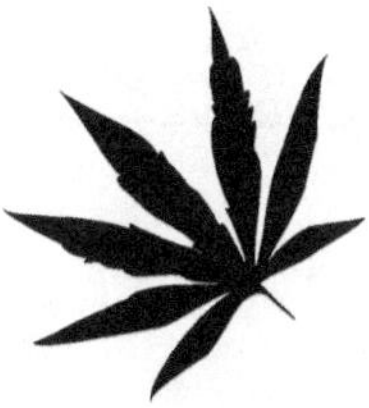

Indica	Hybrid	Sativa

☐ Flower ☐ Edible ☐ Concentrate

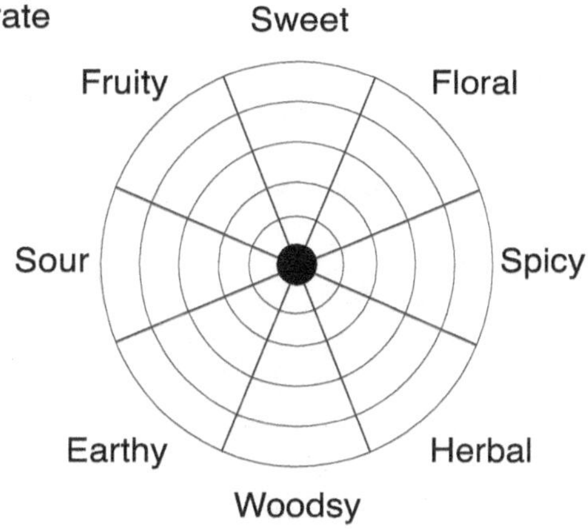

Symptoms Relieved

____

____

____

____

____

Notes

____

____

____

____

____

____

____

Effects	**Strength**				
Peaceful	○	○	○	○	○
Sleepy	○	○	○	○	○
Pain Relief	○	○	○	○	○
Hungry	○	○	○	○	○
Uplifted	○	○	○	○	○
Creative	○	○	○	○	○

Ratings ☆ ☆ ☆ ☆ ☆

Strain

Grower ______ Date ______

Acquired ______ $ ______

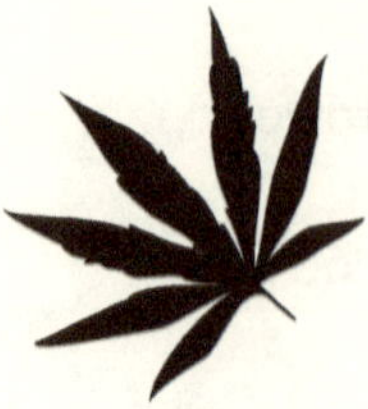

Indica	Hybrid	Sativa

☐ Flower ☐ Edible ☐ Concentrate

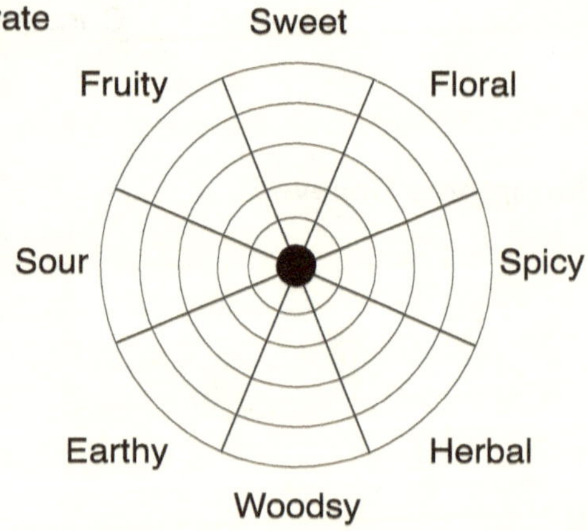

Symptoms Relieved

______

______

______

______

______

Notes

______

______

______

______

______

______

______

Effects	Strength				
Peaceful	○	○	○	○	○
Sleepy	○	○	○	○	○
Pain Relief	○	○	○	○	○
Hungry	○	○	○	○	○
Uplifted	○	○	○	○	○
Creative	○	○	○	○	○

Ratings ☆ ☆ ☆ ☆ ☆

Strain

Grower ____________ Date ____________

Acquired ____________ $ ____________

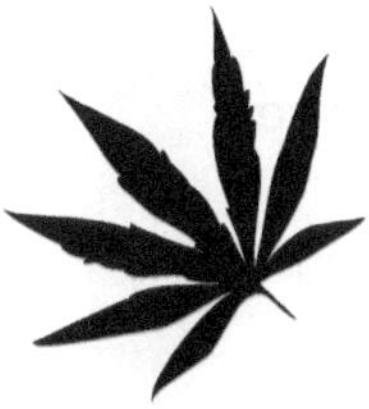

Indica	Hybrid	Sativa

☐ Flower ☐ Edible ☐ Concentrate

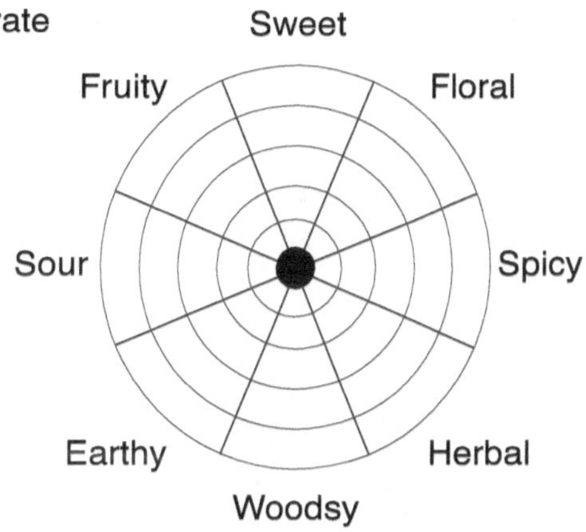

Symptoms Relieved

Notes

Effects	Strength				
Peaceful	○	○	○	○	○
Sleepy	○	○	○	○	○
Pain Relief	○	○	○	○	○
Hungry	○	○	○	○	○
Uplifted	○	○	○	○	○
Creative	○	○	○	○	○

Ratings ☆ ☆ ☆ ☆ ☆

Strain

Grower ______________________ Date __________

Acquired ______________________ $ __________

Indica	Hybrid	Sativa

☐ Flower ☐ Edible ☐ Concentrate

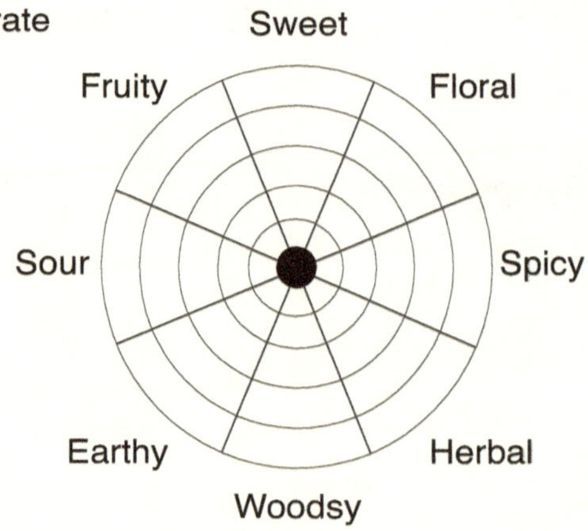

Symptoms Relieved

____

____

____

____

____

Effects	**Strength**				
Peaceful	○	○	○	○	○
Sleepy	○	○	○	○	○
Pain Relief	○	○	○	○	○
Hungry	○	○	○	○	○
Uplifted	○	○	○	○	○
Creative	○	○	○	○	○

Notes

____

____

____

____

____

____

____

Ratings ☆ ☆ ☆ ☆ ☆

Strain

Grower ______________________ Date ________

Acquired ______________________ $ ________

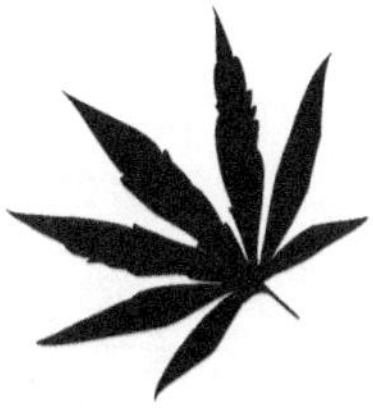

Indica	Hybrid	Sativa

☐ Flower ☐ Edible ☐ Concentrate

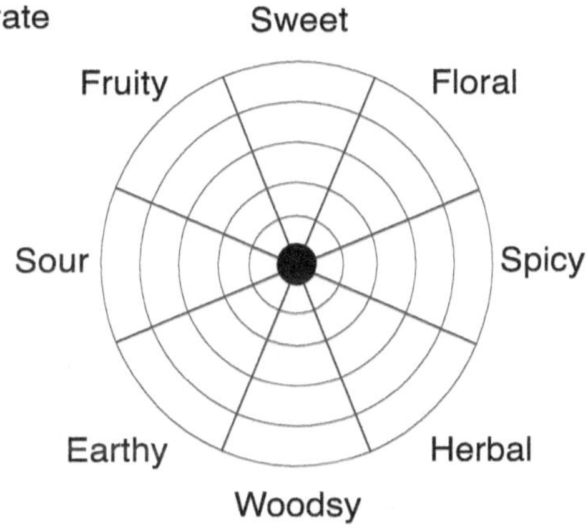

Symptoms Relieved

____

____

____

____

____

Notes

____

____

____

____

____

____

____

Effects	**Strength**				
Peaceful	○	○	○	○	○
Sleepy	○	○	○	○	○
Pain Relief	○	○	○	○	○
Hungry	○	○	○	○	○
Uplifted	○	○	○	○	○
Creative	○	○	○	○	○

Ratings ☆ ☆ ☆ ☆ ☆

Strain

Grower ______________ Date ______

Acquired ______________ $ ______

Indica	Hybrid	Sativa

☐ Flower ☐ Edible ☐ Concentrate

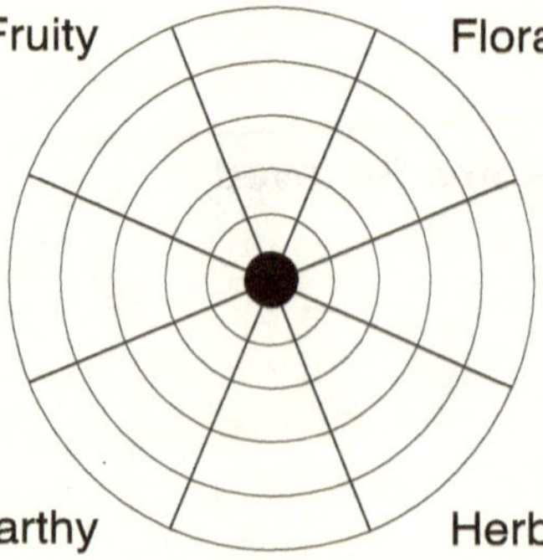

Symptoms Relieved

Notes

Effects	**Strength**				
Peaceful	○	○	○	○	○
Sleepy	○	○	○	○	○
Pain Relief	○	○	○	○	○
Hungry	○	○	○	○	○
Uplifted	○	○	○	○	○
Creative	○	○	○	○	○

Ratings ☆ ☆ ☆ ☆ ☆

Strain

Grower ______________ Date ________

Acquired ______________ $ ________

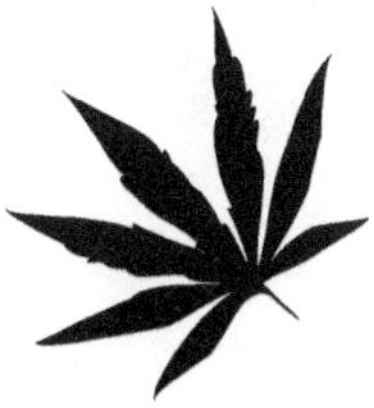

Indica	Hybrid	Sativa

☐ Flower ☐ Edible ☐ Concentrate

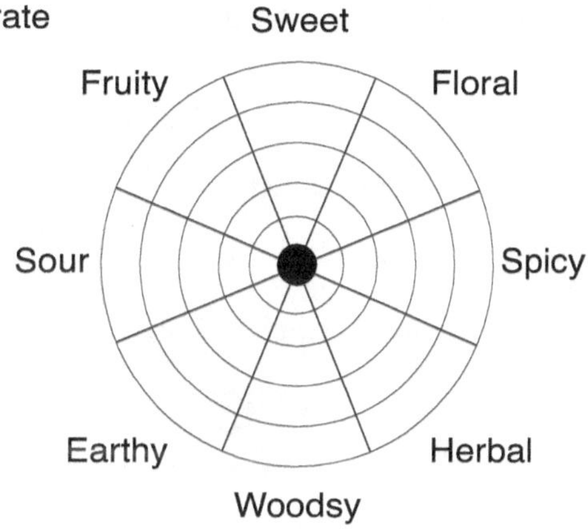

Symptoms Relieved

____

____

____

____

____

Notes

____

____

____

____

____

____

____

Effects	Strength				
Peaceful	○	○	○	○	○
Sleepy	○	○	○	○	○
Pain Relief	○	○	○	○	○
Hungry	○	○	○	○	○
Uplifted	○	○	○	○	○
Creative	○	○	○	○	○

Ratings ☆ ☆ ☆ ☆ ☆

Strain

Grower ______________ Date ______

Acquired ______________ $ ______

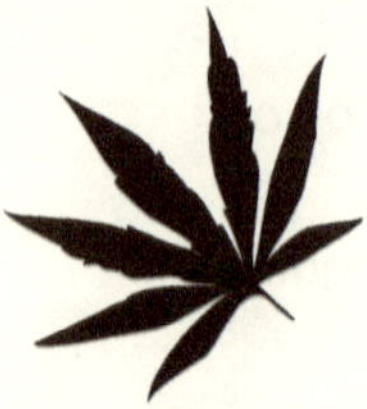

Indica	Hybrid	Sativa

☐ Flower ☐ Edible ☐ Concentrate

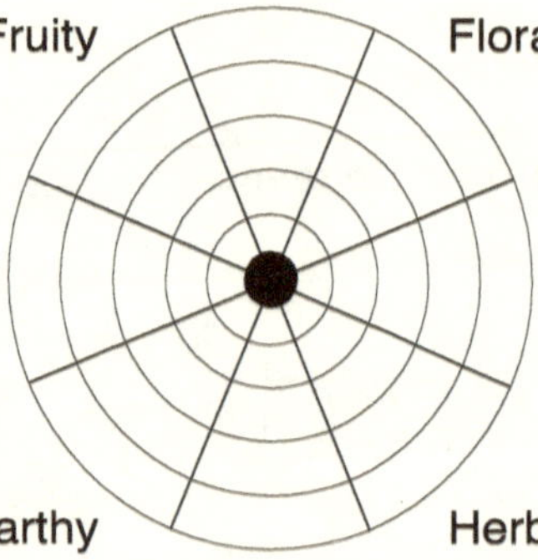

Symptoms Relieved

____

____

____

____

____

Notes

____

____

____

____

____

____

____

Effects	**Strength**				
Peaceful	○	○	○	○	○
Sleepy	○	○	○	○	○
Pain Relief	○	○	○	○	○
Hungry	○	○	○	○	○
Uplifted	○	○	○	○	○
Creative	○	○	○	○	○

Ratings ☆ ☆ ☆ ☆ ☆

Strain

Grower ____________ Date ______

Acquired ____________ $ ______

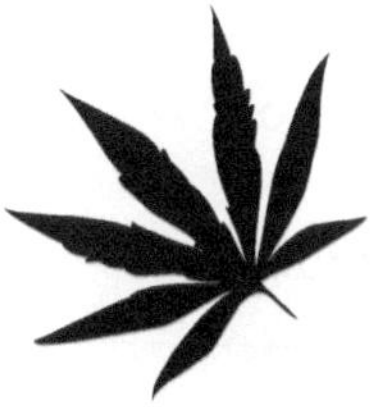

Indica	Hybrid	Sativa

☐ Flower ☐ Edible ☐ Concentrate

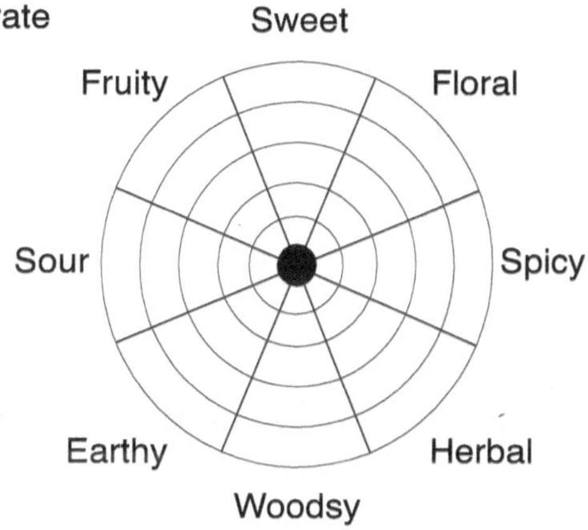

Symptoms Relieved

Notes

Effects	Strength				
Peaceful	○	○	○	○	○
Sleepy	○	○	○	○	○
Pain Relief	○	○	○	○	○
Hungry	○	○	○	○	○
Uplifted	○	○	○	○	○
Creative	○	○	○	○	○

Ratings ☆ ☆ ☆ ☆ ☆

Strain

Grower ______________ Date ________

Acquired ______________ $ ________

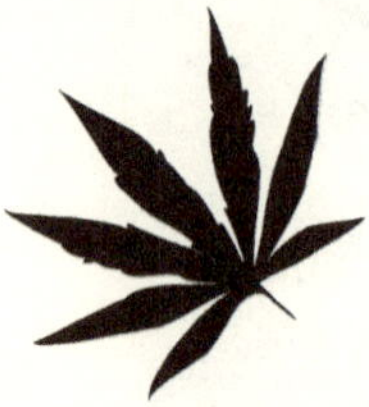

Indica	Hybrid	Sativa

☐ Flower ☐ Edible ☐ Concentrate

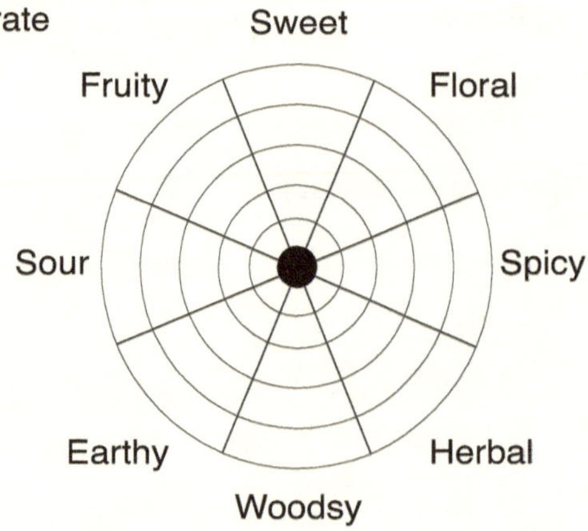

Symptoms Relieved

____

____

____

____

____

Notes

____

____

____

____

____

____

____

Effects	**Strength**				
Peaceful	○	○	○	○	○
Sleepy	○	○	○	○	○
Pain Relief	○	○	○	○	○
Hungry	○	○	○	○	○
Uplifted	○	○	○	○	○
Creative	○	○	○	○	○

Ratings ☆ ☆ ☆ ☆ ☆

Strain

Grower ________ Date ________

Acquired ________ $ ________

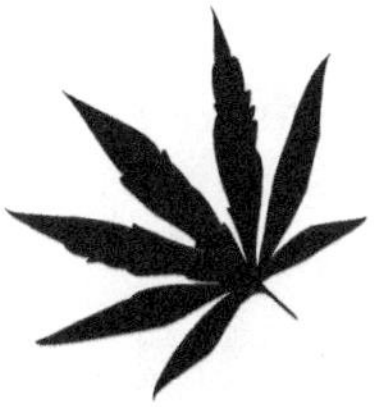

Indica	Hybrid	Sativa

☐ Flower ☐ Edible ☐ Concentrate

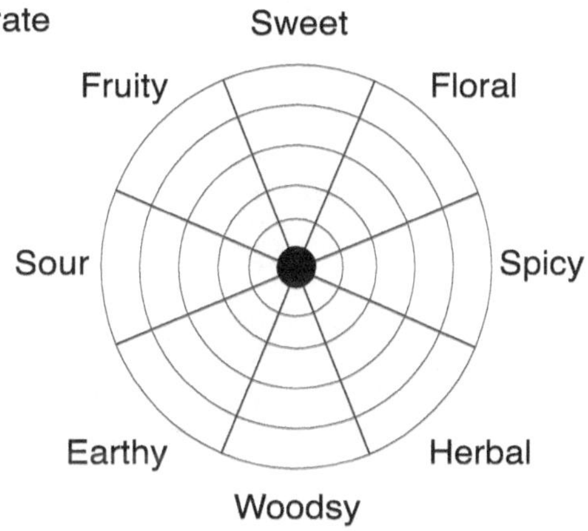

Symptoms Relieved

____

____

____

____

____

Effects	Strength				
Peaceful	○	○	○	○	○
Sleepy	○	○	○	○	○
Pain Relief	○	○	○	○	○
Hungry	○	○	○	○	○
Uplifted	○	○	○	○	○
Creative	○	○	○	○	○

Ratings ☆ ☆ ☆ ☆ ☆

Notes

____

____

____

____

____

____

____

Strain

Grower ______________________ Date __________

Acquired ______________________ $ __________

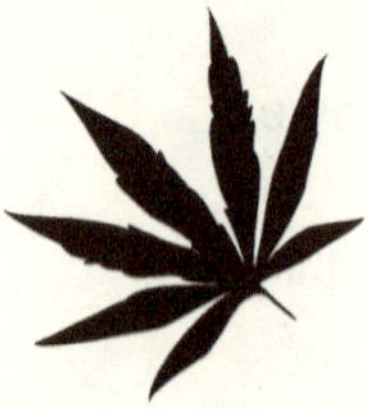

Indica	Hybrid	Sativa

☐ Flower ☐ Edible ☐ Concentrate

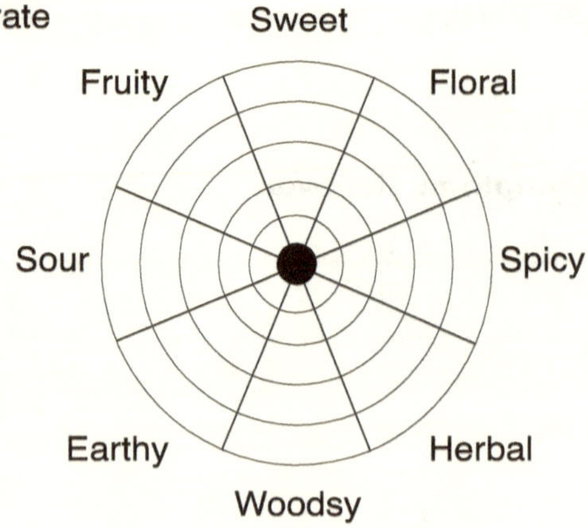

Symptoms Relieved

____

____

____

____

____

Effects **Strength**

Effects					
Peaceful	○	○	○	○	○
Sleepy	○	○	○	○	○
Pain Relief	○	○	○	○	○
Hungry	○	○	○	○	○
Uplifted	○	○	○	○	○
Creative	○	○	○	○	○

Notes

____

____

____

____

____

____

____

Ratings ☆ ☆ ☆ ☆ ☆

Strain

Grower ______________ Date ________

Acquired ______________ $ ________

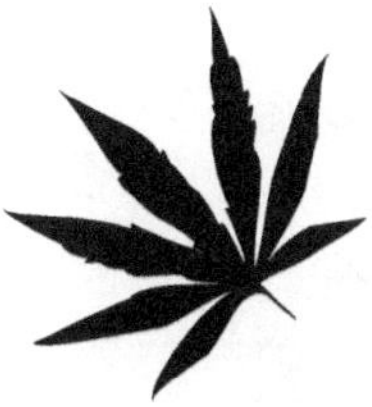

Indica	Hybrid	Sativa

☐ Flower ☐ Edible ☐ Concentrate

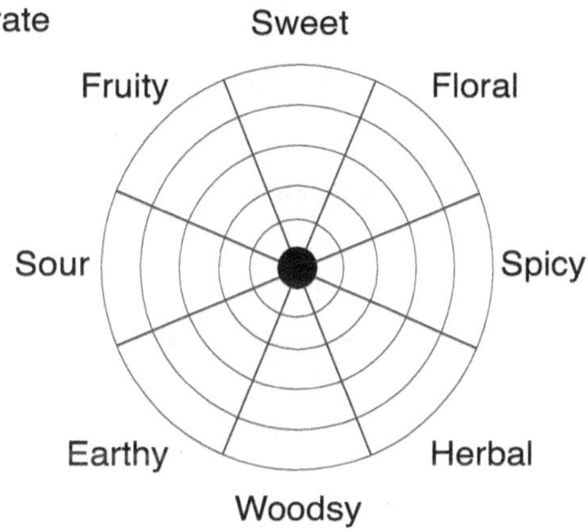

Symptoms Relieved

Effects	Strength
Peaceful	○ ○ ○ ○ ○
Sleepy	○ ○ ○ ○ ○
Pain Relief	○ ○ ○ ○ ○
Hungry	○ ○ ○ ○ ○
Uplifted	○ ○ ○ ○ ○
Creative	○ ○ ○ ○ ○

Notes

Ratings ☆ ☆ ☆ ☆ ☆

Strain

Grower ______________ Date ________

Acquired ______________ $ ________

Indica	Hybrid	Sativa

☐ Flower ☐ Edible ☐ Concentrate

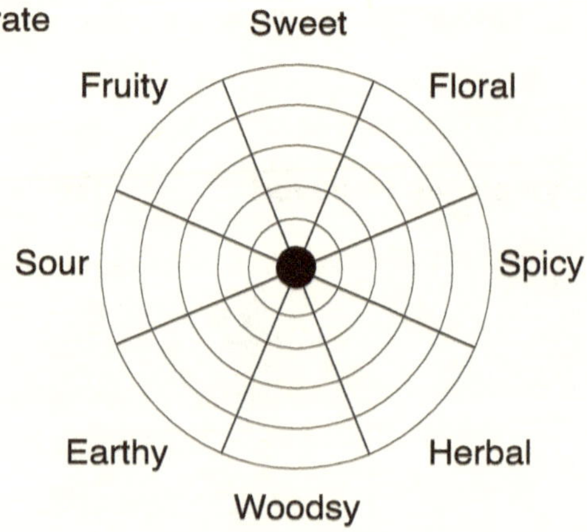

Symptoms Relieved

Notes

Effects	**Strength**
Peaceful	○ ○ ○ ○ ○
Sleepy	○ ○ ○ ○ ○
Pain Relief	○ ○ ○ ○ ○
Hungry	○ ○ ○ ○ ○
Uplifted	○ ○ ○ ○ ○
Creative	○ ○ ○ ○ ○

Ratings ☆ ☆ ☆ ☆ ☆

Strain

Grower ______________ Date ________

Acquired ______________ $ ________

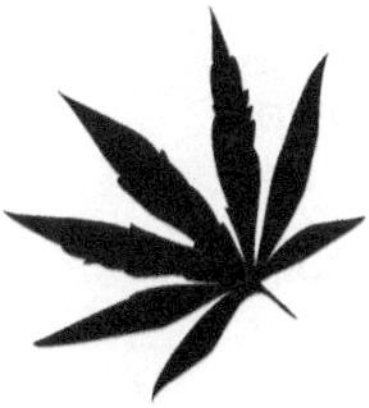

Indica	Hybrid	Sativa

☐ Flower ☐ Edible ☐ Concentrate

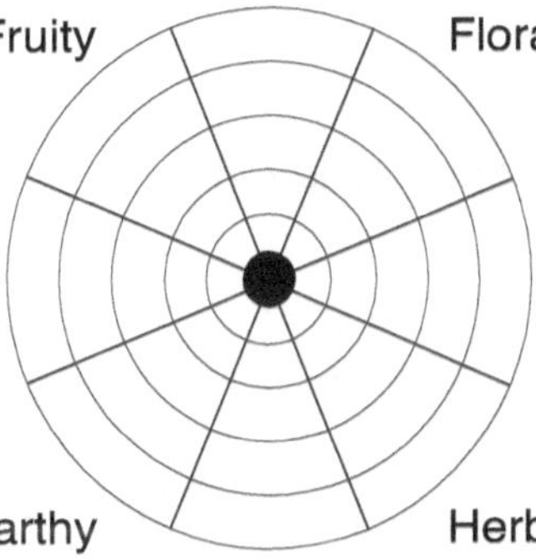

Symptoms Relieved

Notes

Effects	Strength				
Peaceful	○	○	○	○	○
Sleepy	○	○	○	○	○
Pain Relief	○	○	○	○	○
Hungry	○	○	○	○	○
Uplifted	○	○	○	○	○
Creative	○	○	○	○	○

Ratings ☆ ☆ ☆ ☆ ☆

Strain

Grower ____________ Date ______

Acquired ____________ $ ______

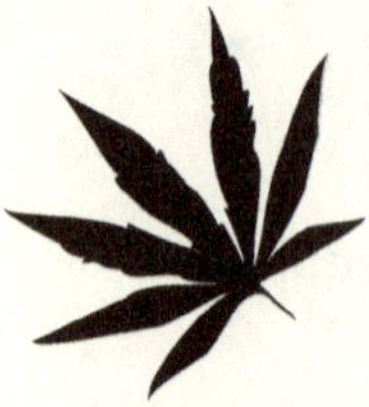

Indica	Hybrid	Sativa

☐ Flower ☐ Edible ☐ Concentrate

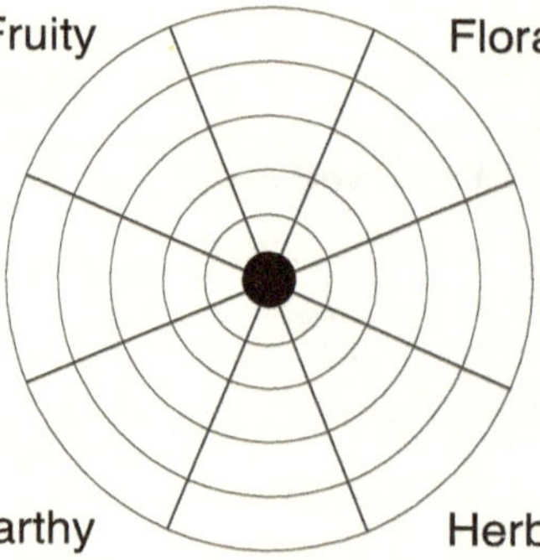

Symptoms Relieved

Notes

Effects	**Strength**				
Peaceful	○	○	○	○	○
Sleepy	○	○	○	○	○
Pain Relief	○	○	○	○	○
Hungry	○	○	○	○	○
Uplifted	○	○	○	○	○
Creative	○	○	○	○	○

Ratings ☆ ☆ ☆ ☆ ☆

Strain

Grower ______________ Date ________

Acquired ______________ $ ________

Indica	Hybrid	Sativa

☐ Flower ☐ Edible ☐ Concentrate

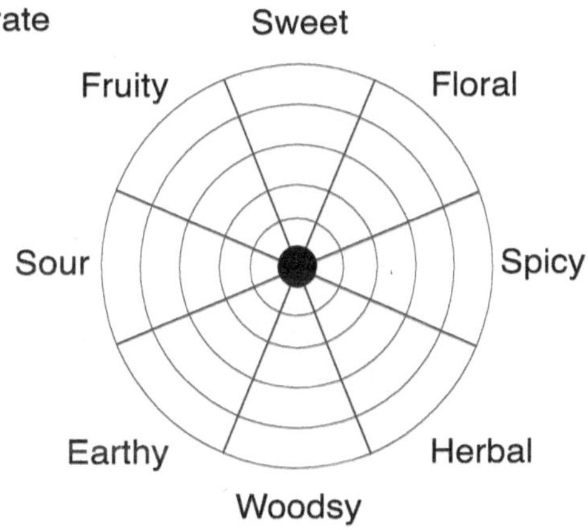

Symptoms Relieved

Notes

Effects	Strength				
Peaceful	○	○	○	○	○
Sleepy	○	○	○	○	○
Pain Relief	○	○	○	○	○
Hungry	○	○	○	○	○
Uplifted	○	○	○	○	○
Creative	○	○	○	○	○

Ratings ☆ ☆ ☆ ☆ ☆

Strain

Grower ______________ Date ________

Acquired ______________ $ ________

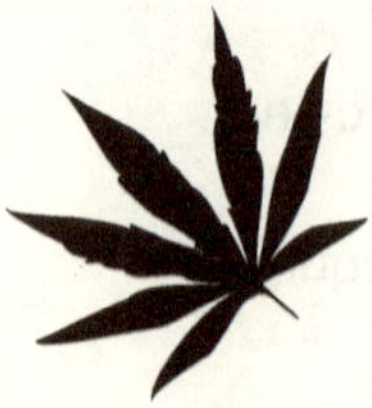

Indica	Hybrid	Sativa

☐ Flower ☐ Edible ☐ Concentrate

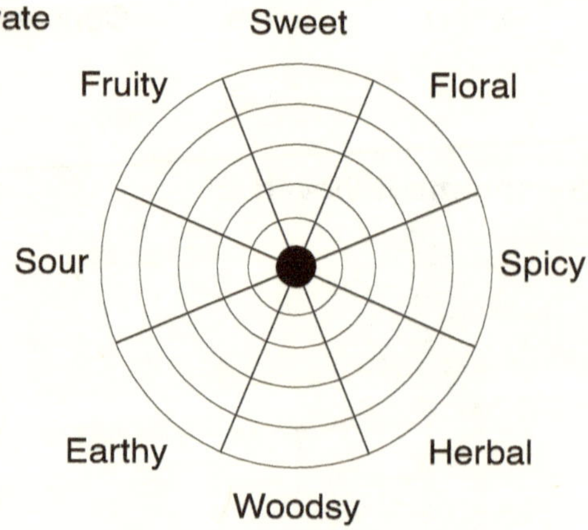

Symptoms Relieved

____

____

____

____

____

Effects	**Strength**				
Peaceful	○	○	○	○	○
Sleepy	○	○	○	○	○
Pain Relief	○	○	○	○	○
Hungry	○	○	○	○	○
Uplifted	○	○	○	○	○
Creative	○	○	○	○	○

Notes

____

____

____

____

____

____

____

Ratings ☆ ☆ ☆ ☆ ☆

Strain

Grower ______________ Date ________

Acquired ______________ $ ________

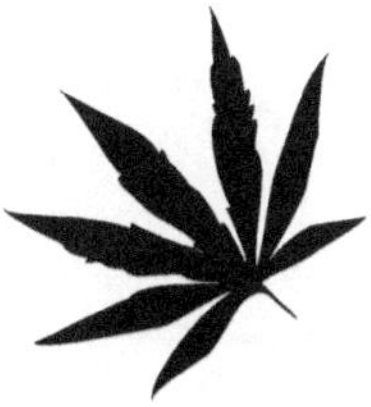

Indica	Hybrid	Sativa

☐ Flower ☐ Edible ☐ Concentrate

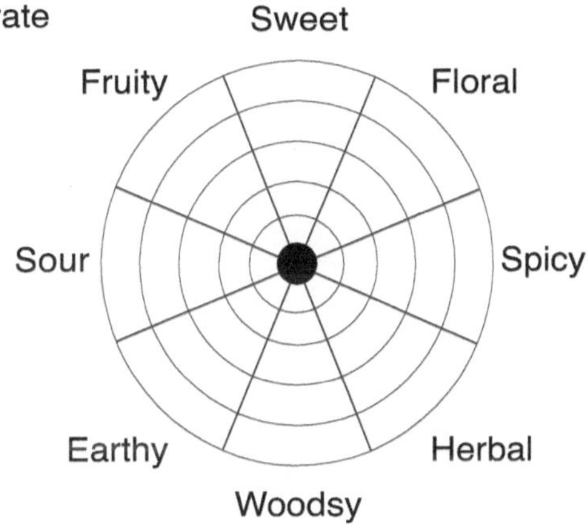

Symptoms Relieved

Notes

Effects	Strength
Peaceful	○ ○ ○ ○ ○
Sleepy	○ ○ ○ ○ ○
Pain Relief	○ ○ ○ ○ ○
Hungry	○ ○ ○ ○ ○
Uplifted	○ ○ ○ ○ ○
Creative	○ ○ ○ ○ ○

Ratings ☆ ☆ ☆ ☆ ☆

Strain

Grower ____________ Date ________

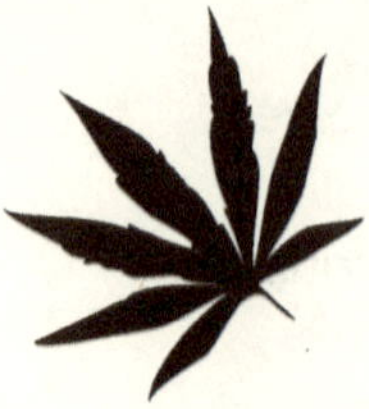

Acquired ____________ $ ________

Indica — Hybrid — Sativa

☐ Flower ☐ Edible ☐ Concentrate

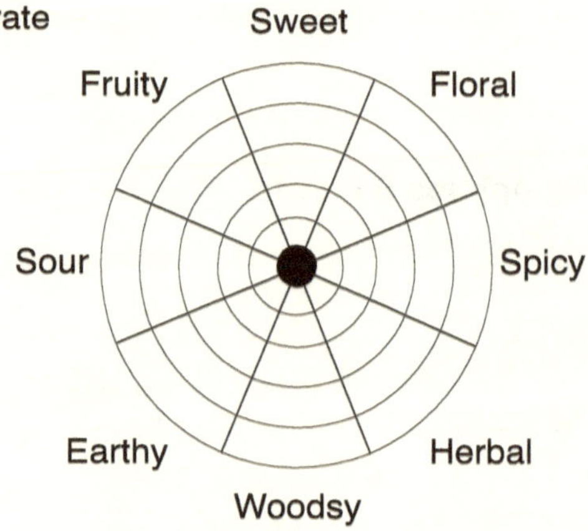

Symptoms Relieved

Notes

Effects	Strength				
Peaceful	○	○	○	○	○
Sleepy	○	○	○	○	○
Pain Relief	○	○	○	○	○
Hungry	○	○	○	○	○
Uplifted	○	○	○	○	○
Creative	○	○	○	○	○

Ratings ☆ ☆ ☆ ☆ ☆

Strain

Grower ____________ Date ________

Acquired ____________ $ ________

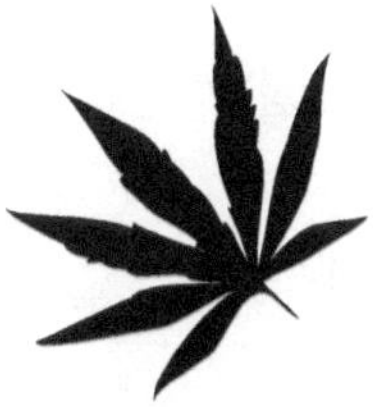

Indica	Hybrid	Sativa

☐ Flower ☐ Edible ☐ Concentrate

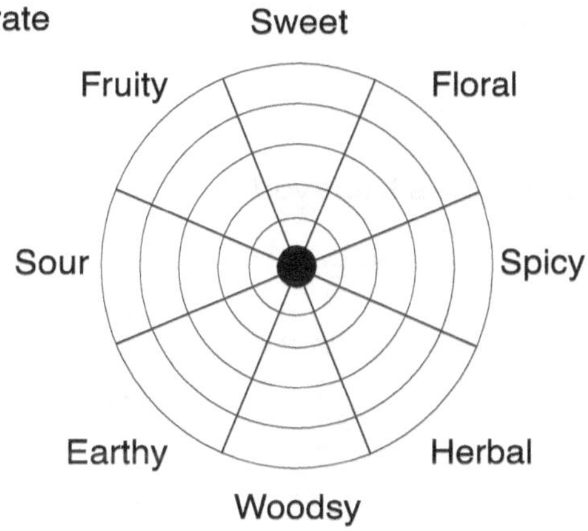

Symptoms Relieved

Notes

Effects	Strength
Peaceful	○ ○ ○ ○ ○
Sleepy	○ ○ ○ ○ ○
Pain Relief	○ ○ ○ ○ ○
Hungry	○ ○ ○ ○ ○
Uplifted	○ ○ ○ ○ ○
Creative	○ ○ ○ ○ ○

Ratings ☆ ☆ ☆ ☆ ☆

Strain

Grower ______________ Date ________

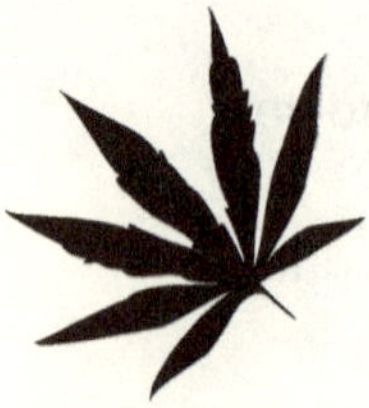

Acquired ______________ $ ________

Indica	Hybrid	Sativa

☐ Flower ☐ Edible ☐ Concentrate

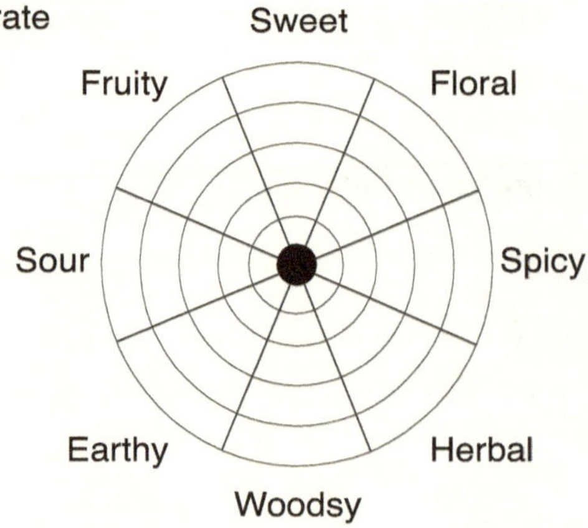

Symptoms Relieved

____

____

____

____

____

Notes

____

____

____

____

____

____

____

Effects	Strength				
Peaceful	○	○	○	○	○
Sleepy	○	○	○	○	○
Pain Relief	○	○	○	○	○
Hungry	○	○	○	○	○
Uplifted	○	○	○	○	○
Creative	○	○	○	○	○

Ratings ☆ ☆ ☆ ☆ ☆

Strain

Grower ____________ Date ________

Acquired ____________ $ ________

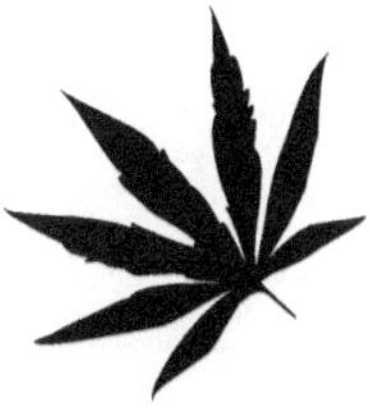

Indica	Hybrid	Sativa

☐ Flower ☐ Edible ☐ Concentrate

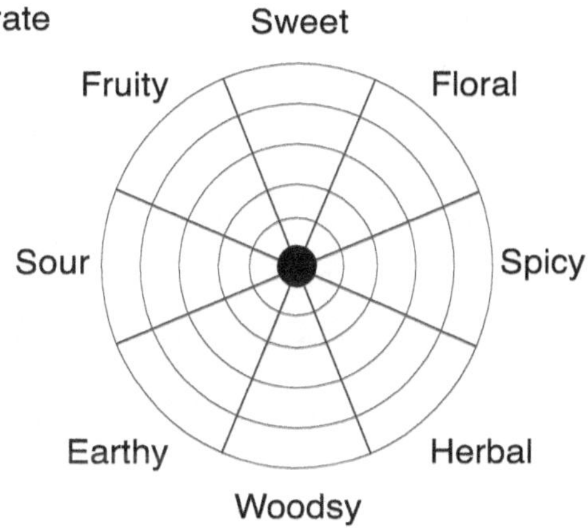

Symptoms Relieved

Notes

Effects	Strength
Peaceful	○ ○ ○ ○ ○
Sleepy	○ ○ ○ ○ ○
Pain Relief	○ ○ ○ ○ ○
Hungry	○ ○ ○ ○ ○
Uplifted	○ ○ ○ ○ ○
Creative	○ ○ ○ ○ ○

Ratings ☆ ☆ ☆ ☆ ☆

Strain

Grower ____________________ Date __________

Acquired ____________________ $ __________

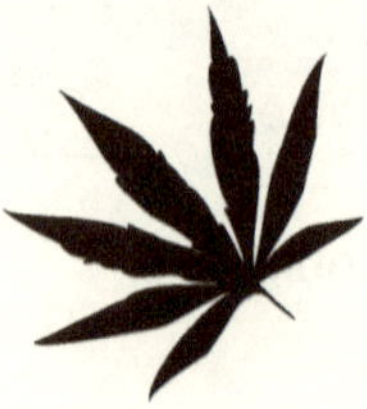

Indica	Hybrid	Sativa

☐ Flower ☐ Edible ☐ Concentrate

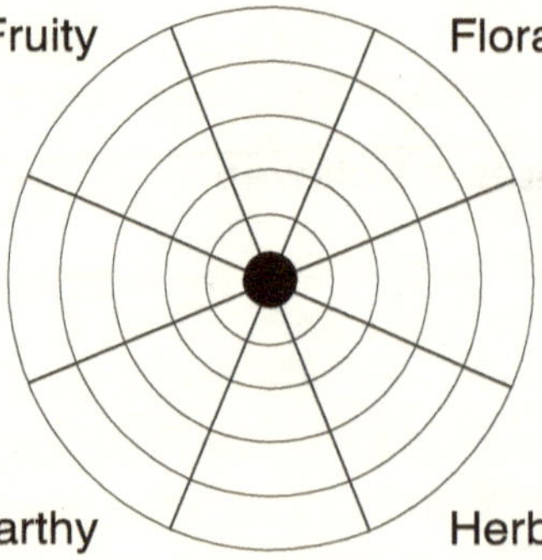

Symptoms Relieved

____

____

____

____

____

Notes

____

____

____

____

____

____

____

Effects	Strength				
Peaceful	○	○	○	○	○
Sleepy	○	○	○	○	○
Pain Relief	○	○	○	○	○
Hungry	○	○	○	○	○
Uplifted	○	○	○	○	○
Creative	○	○	○	○	○

Ratings ☆ ☆ ☆ ☆ ☆

Strain

Grower ____________ Date ______

Acquired ____________ $ ______

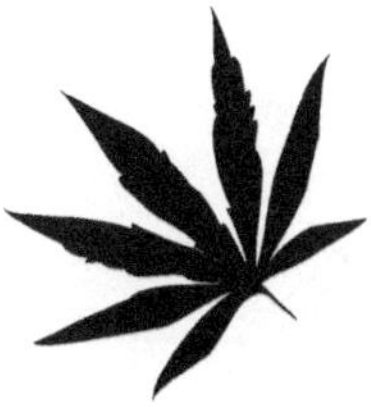

Indica | Hybrid | Sativa

☐ Flower ☐ Edible ☐ Concentrate

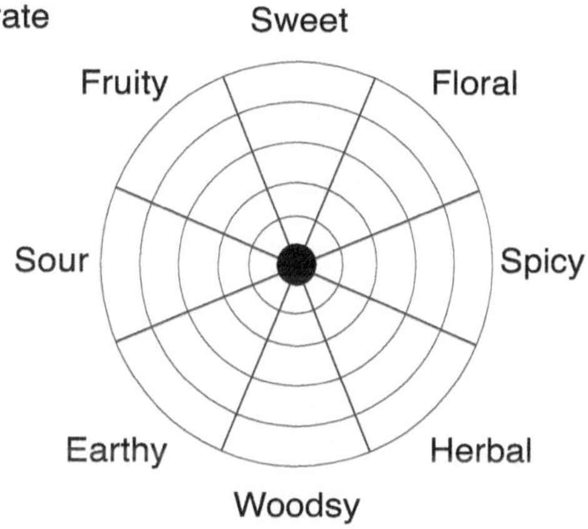

Symptoms Relieved

Notes

Effects	Strength				
Peaceful	○	○	○	○	○
Sleepy	○	○	○	○	○
Pain Relief	○	○	○	○	○
Hungry	○	○	○	○	○
Uplifted	○	○	○	○	○
Creative	○	○	○	○	○

Ratings ☆ ☆ ☆ ☆ ☆

Strain

Grower ____________ Date ________

Acquired ____________ $ ________

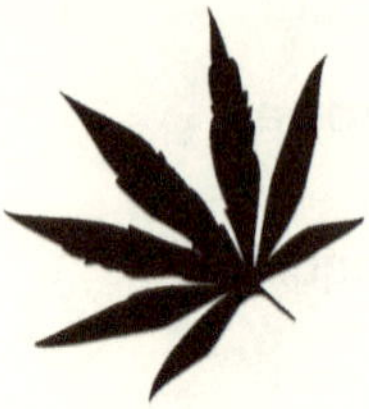

Indica	Hybrid	Sativa

☐ Flower ☐ Edible ☐ Concentrate

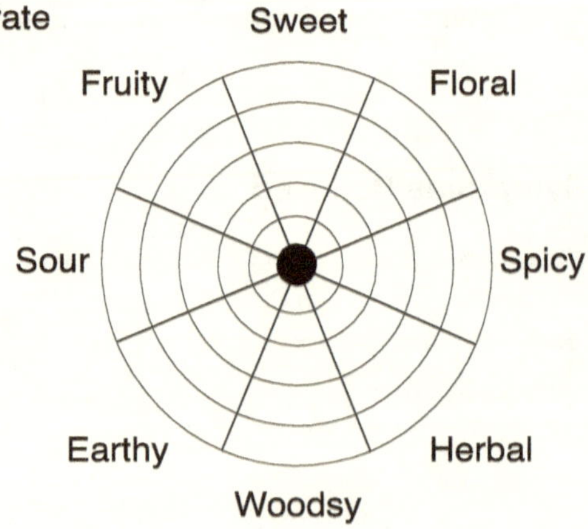

Symptoms Relieved

Effects	Strength
Peaceful	○ ○ ○ ○ ○
Sleepy	○ ○ ○ ○ ○
Pain Relief	○ ○ ○ ○ ○
Hungry	○ ○ ○ ○ ○
Uplifted	○ ○ ○ ○ ○
Creative	○ ○ ○ ○ ○

Notes

Ratings ☆ ☆ ☆ ☆ ☆

Strain

Grower ______________________ Date __________

Acquired ______________________ $ __________

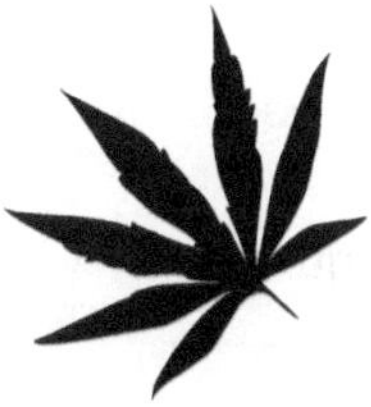

Indica	Hybrid	Sativa

☐ Flower ☐ Edible ☐ Concentrate

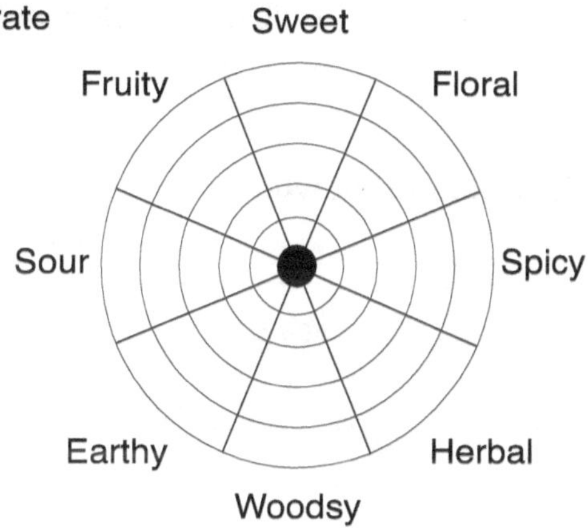

Symptoms Relieved

____

____

____

____

____

Notes

____

____

____

____

____

____

____

Effects	Strength				
Peaceful	○	○	○	○	○
Sleepy	○	○	○	○	○
Pain Relief	○	○	○	○	○
Hungry	○	○	○	○	○
Uplifted	○	○	○	○	○
Creative	○	○	○	○	○

Ratings ☆ ☆ ☆ ☆ ☆

Strain

Grower ______________ Date ________

Acquired ______________ $ ________

Indica	Hybrid	Sativa

☐ Flower ☐ Edible ☐ Concentrate

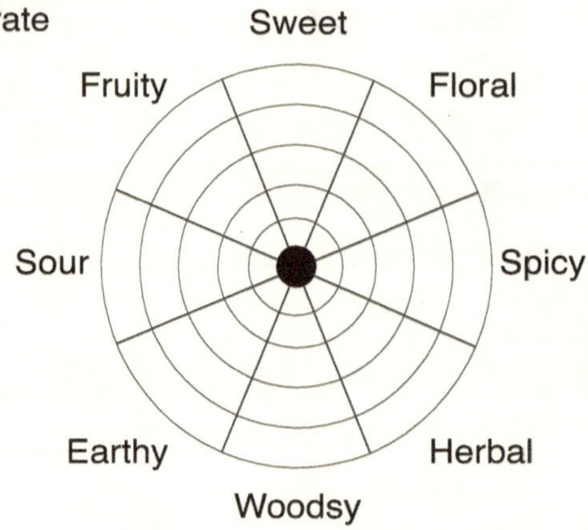

Symptoms Relieved

____

____

____

____

____

Effects	**Strength**
Peaceful	○ ○ ○ ○ ○
Sleepy	○ ○ ○ ○ ○
Pain Relief	○ ○ ○ ○ ○
Hungry	○ ○ ○ ○ ○
Uplifted	○ ○ ○ ○ ○
Creative	○ ○ ○ ○ ○

Notes

____

____

____

____

____

____

____

Ratings ☆ ☆ ☆ ☆ ☆

Strain

Grower ____________ Date ________

Acquired ____________ $ ________

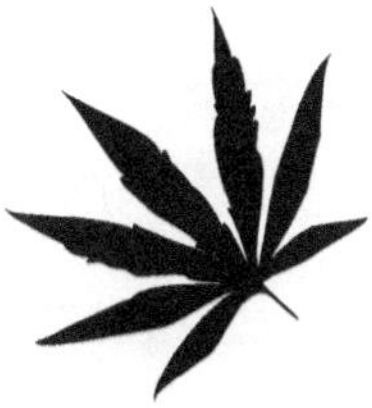

Indica	Hybrid	Sativa

☐ Flower ☐ Edible ☐ Concentrate

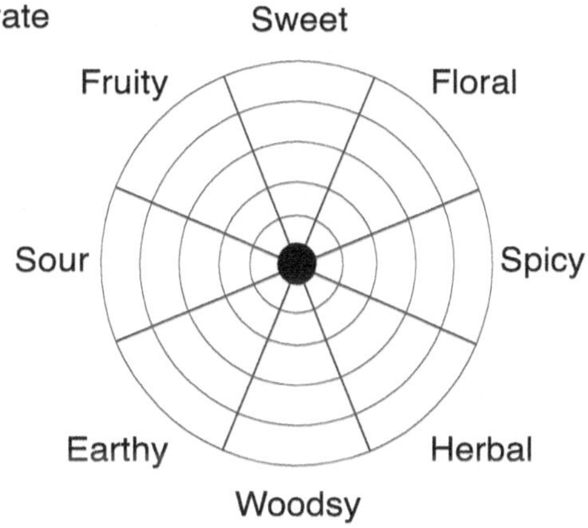

Symptoms Relieved

Notes

Effects	Strength
Peaceful	○ ○ ○ ○ ○
Sleepy	○ ○ ○ ○ ○
Pain Relief	○ ○ ○ ○ ○
Hungry	○ ○ ○ ○ ○
Uplifted	○ ○ ○ ○ ○
Creative	○ ○ ○ ○ ○

Ratings ☆ ☆ ☆ ☆ ☆

Strain

Grower ______________ Date ________

Acquired ______________ $ ________

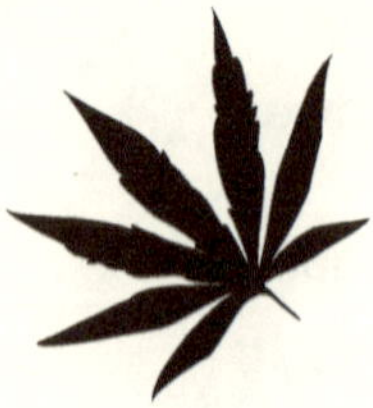

Indica	Hybrid	Sativa

☐ Flower ☐ Edible ☐ Concentrate

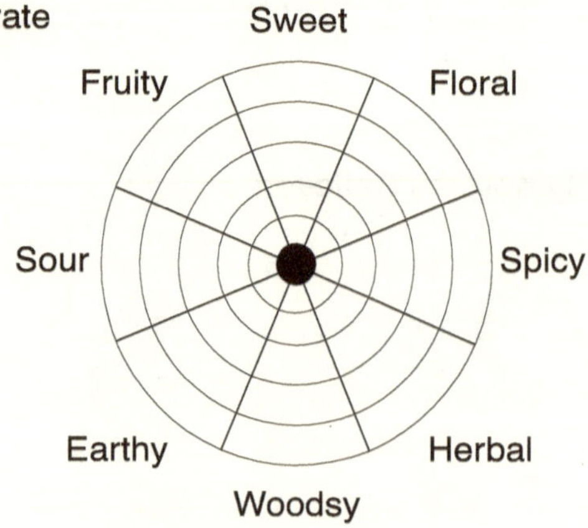

Symptoms Relieved

____

____

____

____

____

Effects **Strength**

Effects					
Peaceful	○	○	○	○	○
Sleepy	○	○	○	○	○
Pain Relief	○	○	○	○	○
Hungry	○	○	○	○	○
Uplifted	○	○	○	○	○
Creative	○	○	○	○	○

Notes

____

____

____

____

____

____

____

Ratings ☆ ☆ ☆ ☆ ☆

Strain

Grower ______________________ Date __________

Acquired ______________________ $ __________

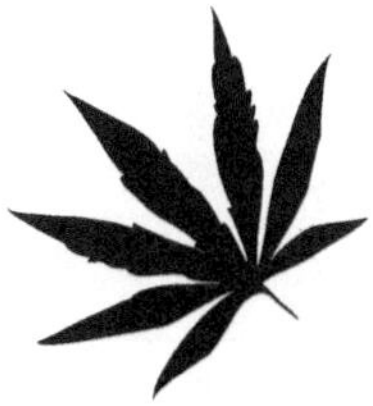

Indica	Hybrid	Sativa

☐ Flower ☐ Edible ☐ Concentrate

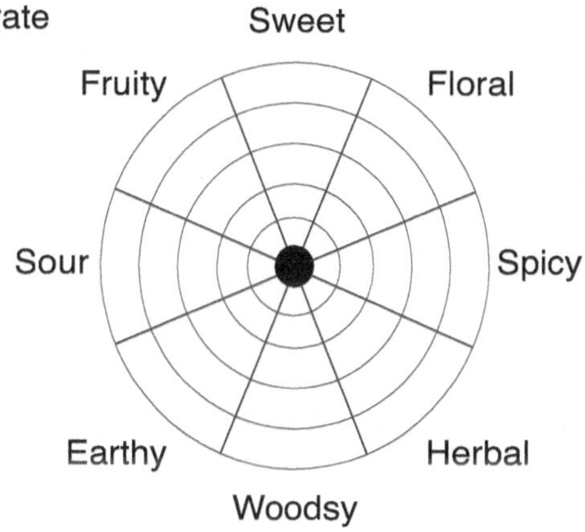

Symptoms Relieved

____

____

____

____

____

Effects	**Strength**
Peaceful	○ ○ ○ ○ ○
Sleepy	○ ○ ○ ○ ○
Pain Relief	○ ○ ○ ○ ○
Hungry	○ ○ ○ ○ ○
Uplifted	○ ○ ○ ○ ○
Creative	○ ○ ○ ○ ○

Notes

____

____

____

____

____

____

____

Ratings ☆ ☆ ☆ ☆ ☆

Strain ______________________

Grower ______________ Date ________

Acquired ______________ $ ________

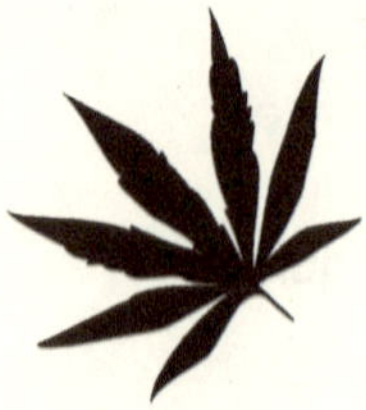

Indica	Hybrid	Sativa

☐ Flower ☐ Edible ☐ Concentrate

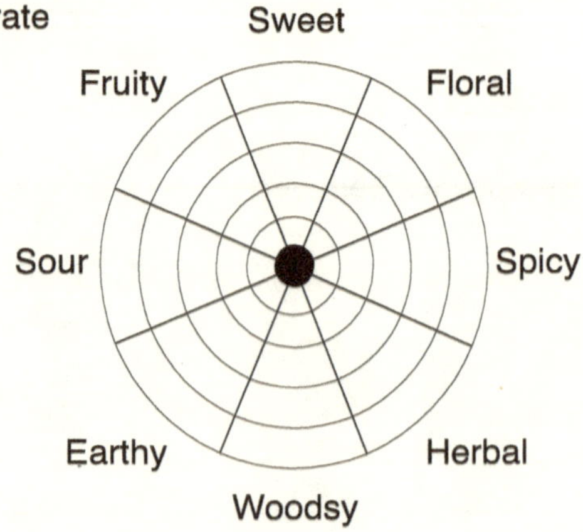

Symptoms Relieved

____

____

____

____

____

Notes

____

____

____

____

____

____

____

Effects	**Strength**				
Peaceful	○	○	○	○	○
Sleepy	○	○	○	○	○
Pain Relief	○	○	○	○	○
Hungry	○	○	○	○	○
Uplifted	○	○	○	○	○
Creative	○	○	○	○	○

Ratings ☆ ☆ ☆ ☆ ☆

Strain

Grower ______________________ Date __________

Acquired ______________________ $ __________

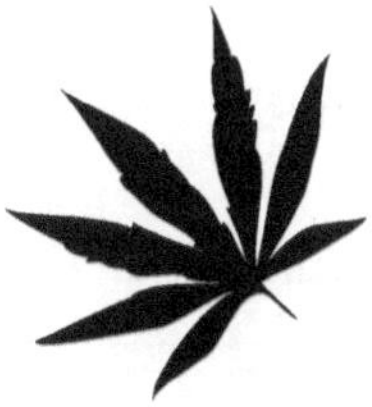

Indica	Hybrid	Sativa

☐ Flower ☐ Edible ☐ Concentrate

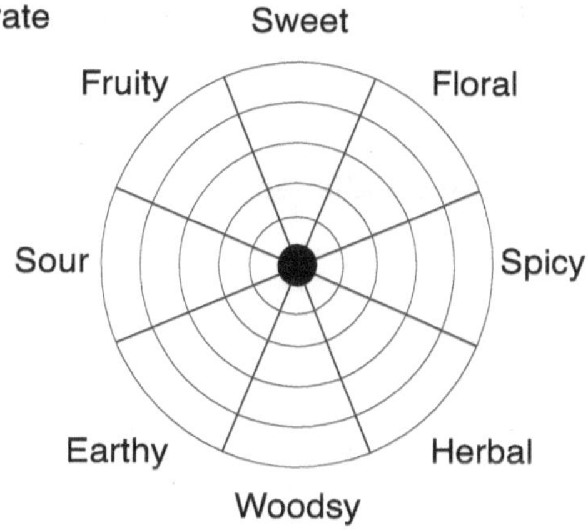

Symptoms Relieved

Notes

Effects	**Strength**				
Peaceful	○	○	○	○	○
Sleepy	○	○	○	○	○
Pain Relief	○	○	○	○	○
Hungry	○	○	○	○	○
Uplifted	○	○	○	○	○
Creative	○	○	○	○	○

Ratings ☆ ☆ ☆ ☆ ☆

Strain

____

Grower ____________________ Date __________

Acquired ____________________ $ __________

Indica	Hybrid	Sativa

☐ Flower ☐ Edible ☐ Concentrate

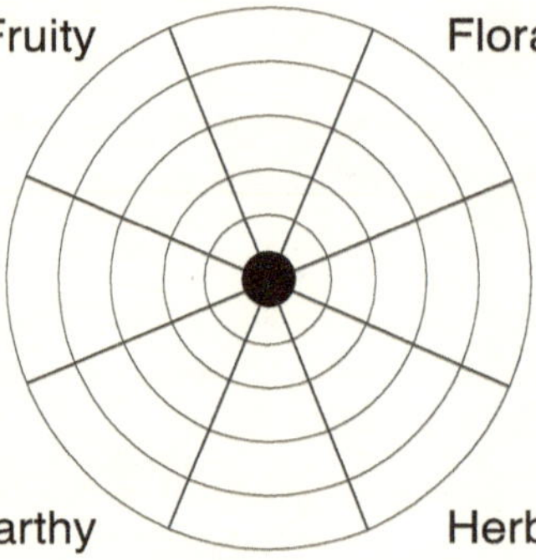

Symptoms Relieved

____

____

____

____

____

Effects	**Strength**				
Peaceful	○	○	○	○	○
Sleepy	○	○	○	○	○
Pain Relief	○	○	○	○	○
Hungry	○	○	○	○	○
Uplifted	○	○	○	○	○
Creative	○	○	○	○	○

Notes

____

____

____

____

____

____

____

Ratings ☆ ☆ ☆ ☆ ☆

Strain

Grower ______________ Date ______

Acquired ______________ $ ______

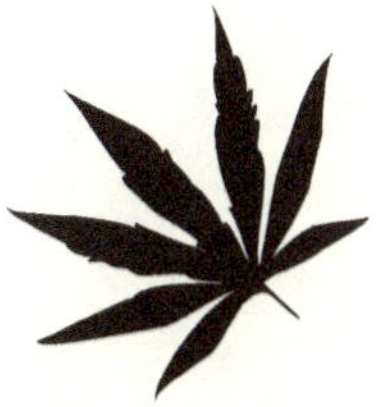

Indica | Hybrid | Sativa

☐ Flower ☐ Edible ☐ Concentrate

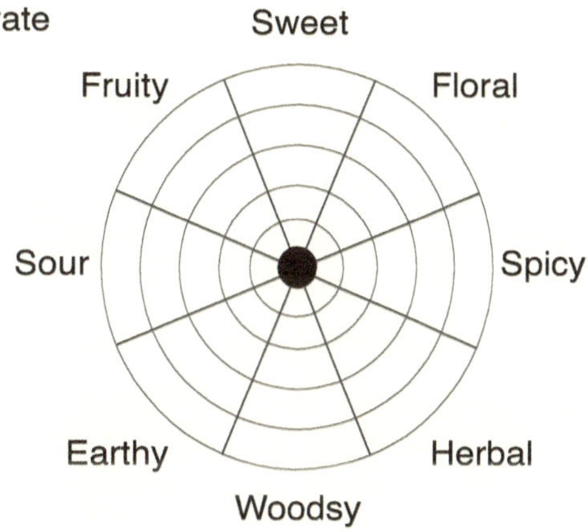

Symptoms Relieved

Notes

Effects	Strength
Peaceful	○ ○ ○ ○ ○
Sleepy	○ ○ ○ ○ ○
Pain Relief	○ ○ ○ ○ ○
Hungry	○ ○ ○ ○ ○
Uplifted	○ ○ ○ ○ ○
Creative	○ ○ ○ ○ ○

Ratings ☆ ☆ ☆ ☆ ☆

Strain

Grower ______________________ Date __________

Acquired ______________________ $ __________

Indica	Hybrid	Sativa

☐ Flower ☐ Edible ☐ Concentrate

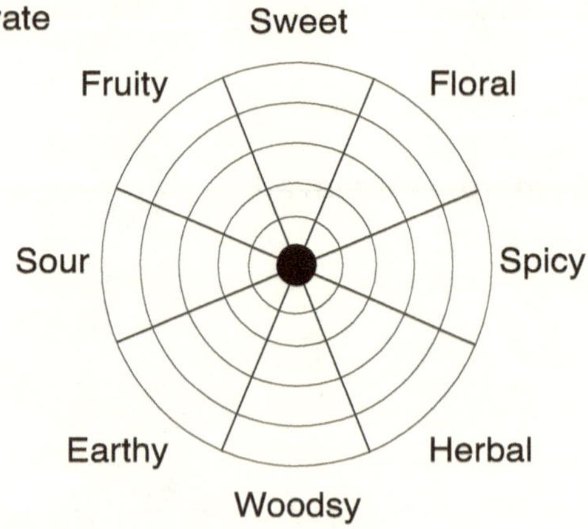

Symptoms Relieved

____

____

____

____

____

Notes

____

____

____

____

____

____

____

Effects	**Strength**				
Peaceful	○	○	○	○	○
Sleepy	○	○	○	○	○
Pain Relief	○	○	○	○	○
Hungry	○	○	○	○	○
Uplifted	○	○	○	○	○
Creative	○	○	○	○	○

Ratings ☆ ☆ ☆ ☆ ☆

Strain

Grower ____________ Date ________

Acquired ____________ $ ________

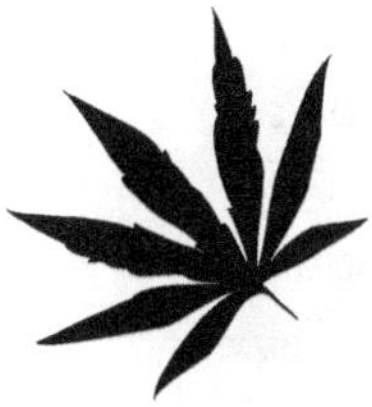

Indica	Hybrid	Sativa

☐ Flower ☐ Edible ☐ Concentrate

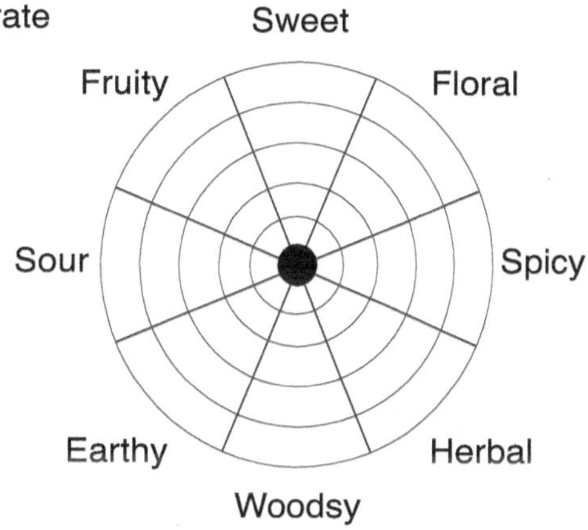

Symptoms Relieved

Notes

Effects	Strength
Peaceful	○ ○ ○ ○ ○
Sleepy	○ ○ ○ ○ ○
Pain Relief	○ ○ ○ ○ ○
Hungry	○ ○ ○ ○ ○
Uplifted	○ ○ ○ ○ ○
Creative	○ ○ ○ ○ ○

Ratings ☆ ☆ ☆ ☆ ☆

Strain

Grower ____________________ Date __________

Acquired ____________________ $ __________

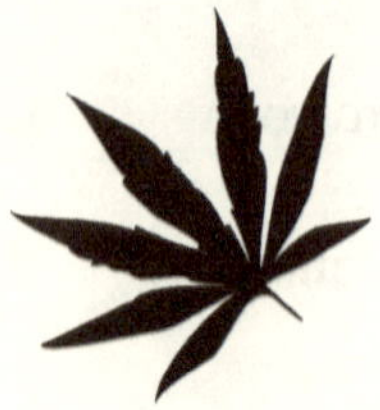

Indica	Hybrid	Sativa

☐ Flower ☐ Edible ☐ Concentrate

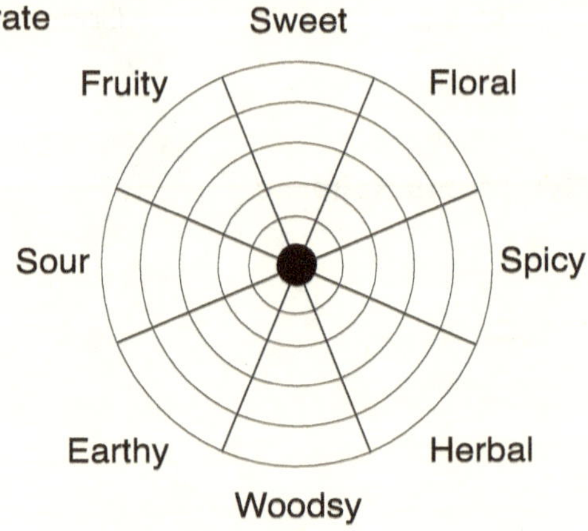

Symptoms Relieved

____

____

____

____

____

Effects	**Strength**				
Peaceful	○	○	○	○	○
Sleepy	○	○	○	○	○
Pain Relief	○	○	○	○	○
Hungry	○	○	○	○	○
Uplifted	○	○	○	○	○
Creative	○	○	○	○	○

Notes

____

____

____

____

____

____

____

Ratings ☆ ☆ ☆ ☆ ☆

Strain

Grower ____________________ Date __________

Acquired ____________________ $ __________

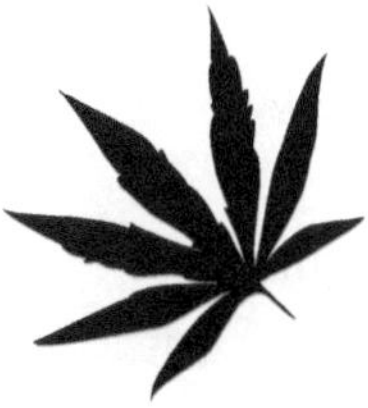

Indica	Hybrid	Sativa

☐ Flower ☐ Edible ☐ Concentrate

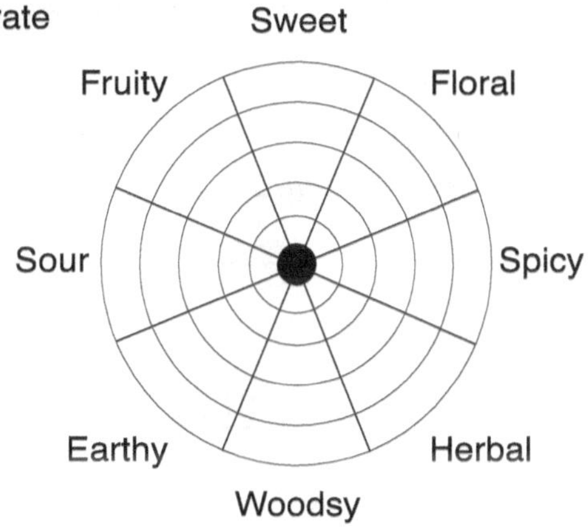

Symptoms Relieved

____

____

____

____

____

Notes

____

____

____

____

____

____

____

Effects	**Strength**				
Peaceful	○	○	○	○	○
Sleepy	○	○	○	○	○
Pain Relief	○	○	○	○	○
Hungry	○	○	○	○	○
Uplifted	○	○	○	○	○
Creative	○	○	○	○	○

Ratings ☆ ☆ ☆ ☆ ☆

Strain

Grower ____________ Date ________

Acquired ____________ $ ________

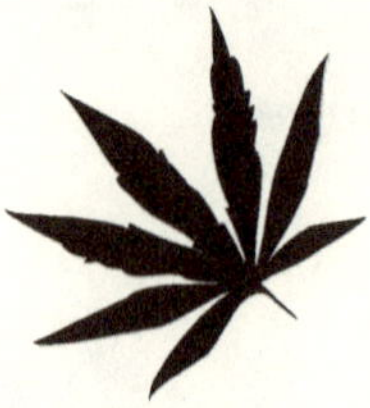

Indica	Hybrid	Sativa

☐ Flower ☐ Edible ☐ Concentrate

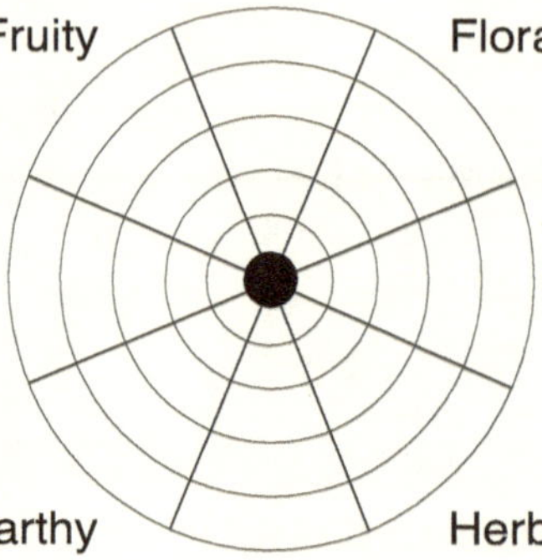

Symptoms Relieved

____

____

____

____

____

Effects	**Strength**				
Peaceful	○	○	○	○	○
Sleepy	○	○	○	○	○
Pain Relief	○	○	○	○	○
Hungry	○	○	○	○	○
Uplifted	○	○	○	○	○
Creative	○	○	○	○	○

Notes

____

____

____

____

____

____

____

Ratings ☆ ☆ ☆ ☆ ☆

Strain

Grower ____________ Date ______

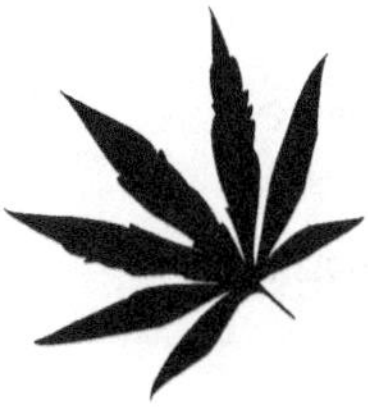

Acquired ____________ $ ______

Indica	Hybrid	Sativa

☐ Flower ☐ Edible ☐ Concentrate

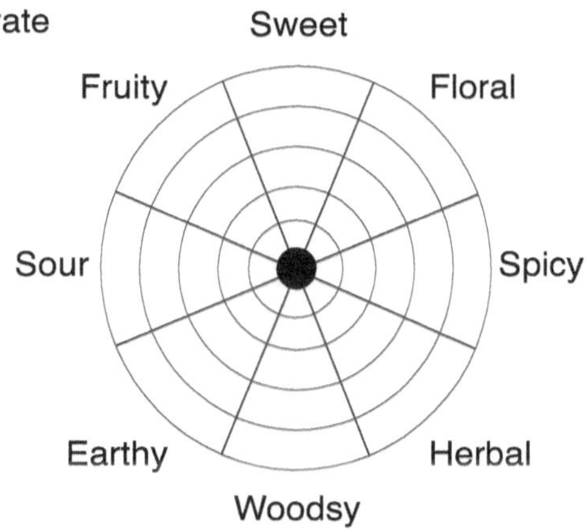

Symptoms Relieved

Notes

Effects	**Strength**				
Peaceful	○	○	○	○	○
Sleepy	○	○	○	○	○
Pain Relief	○	○	○	○	○
Hungry	○	○	○	○	○
Uplifted	○	○	○	○	○
Creative	○	○	○	○	○

Ratings ☆ ☆ ☆ ☆ ☆

Strain

Grower ______ Date ______

Acquired ______ $ ______

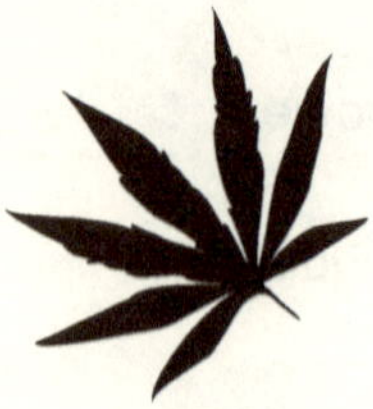

Indica	Hybrid	Sativa

☐ Flower ☐ Edible ☐ Concentrate

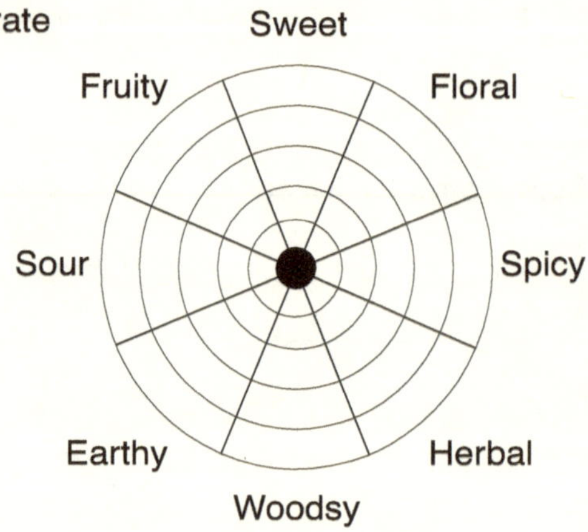

Symptoms Relieved

Notes

Effects	Strength				
Peaceful	○	○	○	○	○
Sleepy	○	○	○	○	○
Pain Relief	○	○	○	○	○
Hungry	○	○	○	○	○
Uplifted	○	○	○	○	○
Creative	○	○	○	○	○

Ratings ☆ ☆ ☆ ☆ ☆

Strain

Grower ______________ Date ________

Acquired ______________ $ ________

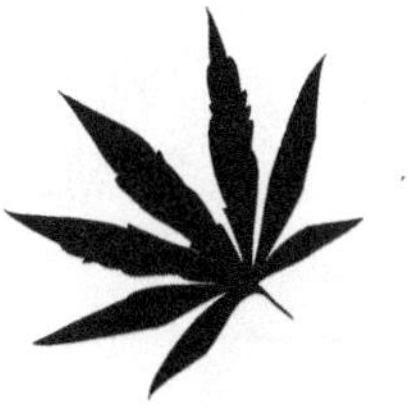

Indica	Hybrid	Sativa

☐ Flower ☐ Edible ☐ Concentrate

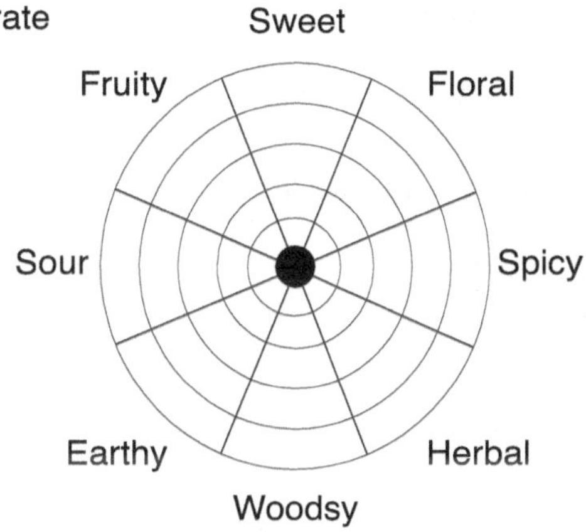

Symptoms Relieved

____

____

____

____

____

Notes

____

____

____

____

____

____

____

Effects	Strength				
Peaceful	○	○	○	○	○
Sleepy	○	○	○	○	○
Pain Relief	○	○	○	○	○
Hungry	○	○	○	○	○
Uplifted	○	○	○	○	○
Creative	○	○	○	○	○

Ratings ☆ ☆ ☆ ☆ ☆

Strain

Grower ____________ Date ________

Acquired ____________ $ ________

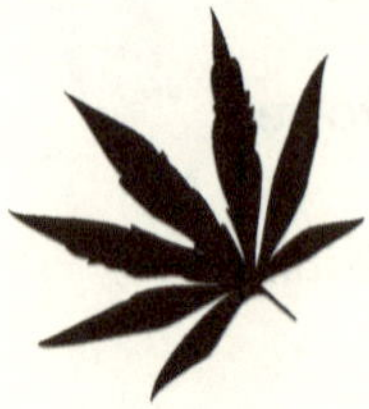

Indica	Hybrid	Sativa

☐ Flower ☐ Edible ☐ Concentrate

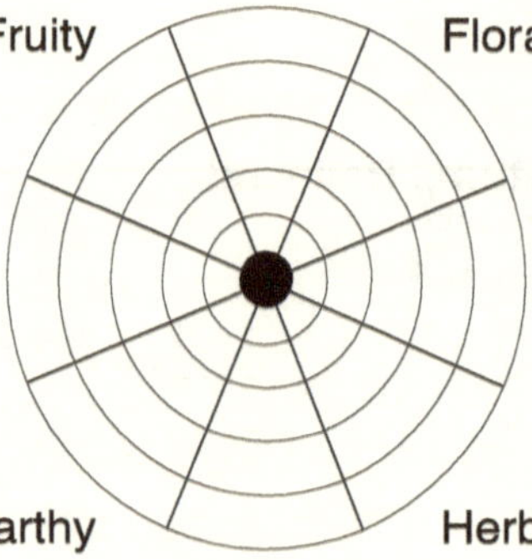

Symptoms Relieved

Notes

Effects	**Strength**				
Peaceful	○	○	○	○	○
Sleepy	○	○	○	○	○
Pain Relief	○	○	○	○	○
Hungry	○	○	○	○	○
Uplifted	○	○	○	○	○
Creative	○	○	○	○	○

Ratings ☆ ☆ ☆ ☆ ☆

Strain

Grower ______________ Date ______

Acquired ______________ $ ______

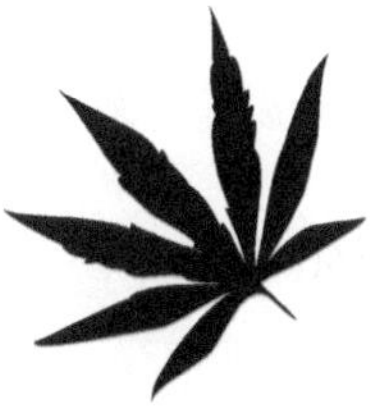

Indica	Hybrid	Sativa

☐ Flower ☐ Edible ☐ Concentrate

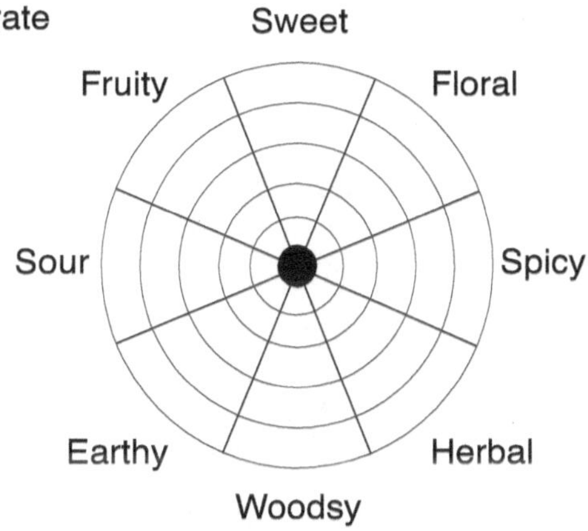

Symptoms Relieved

Notes

Effects	Strength
Peaceful	○ ○ ○ ○ ○
Sleepy	○ ○ ○ ○ ○
Pain Relief	○ ○ ○ ○ ○
Hungry	○ ○ ○ ○ ○
Uplifted	○ ○ ○ ○ ○
Creative	○ ○ ○ ○ ○

Ratings ☆ ☆ ☆ ☆ ☆

Strain

Grower ______________ Date ________

Acquired ______________ $ ________

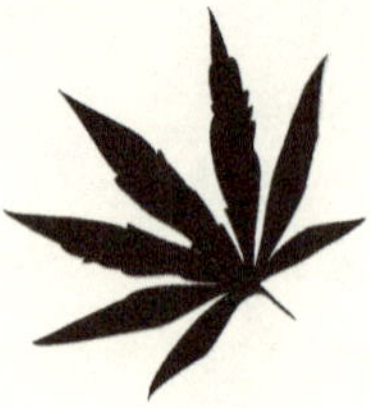

Indica	Hybrid	Sativa

☐ Flower ☐ Edible ☐ Concentrate

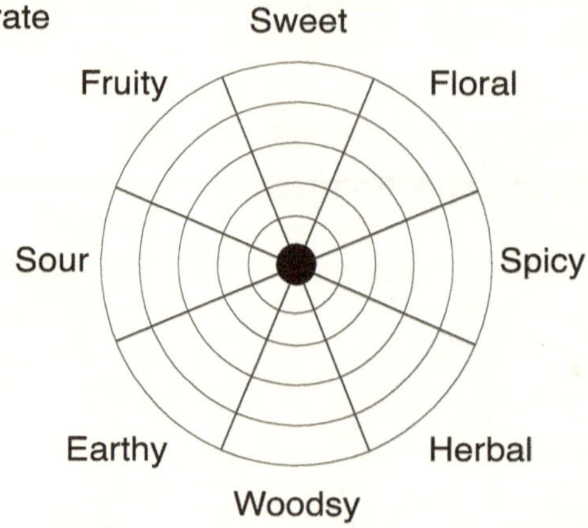

Symptoms Relieved

Notes

Effects	**Strength**				
Peaceful	○	○	○	○	○
Sleepy	○	○	○	○	○
Pain Relief	○	○	○	○	○
Hungry	○	○	○	○	○
Uplifted	○	○	○	○	○
Creative	○	○	○	○	○

Ratings ☆ ☆ ☆ ☆ ☆

Strain

Grower ______ Date ______

Acquired ______ $ ______

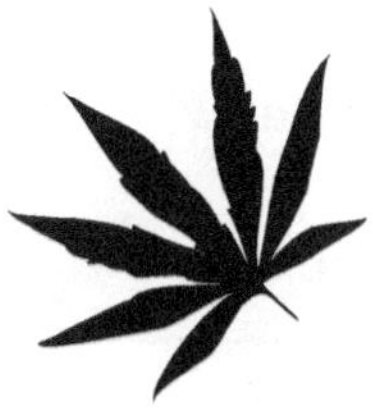

Indica	Hybrid	Sativa

☐ Flower ☐ Edible ☐ Concentrate

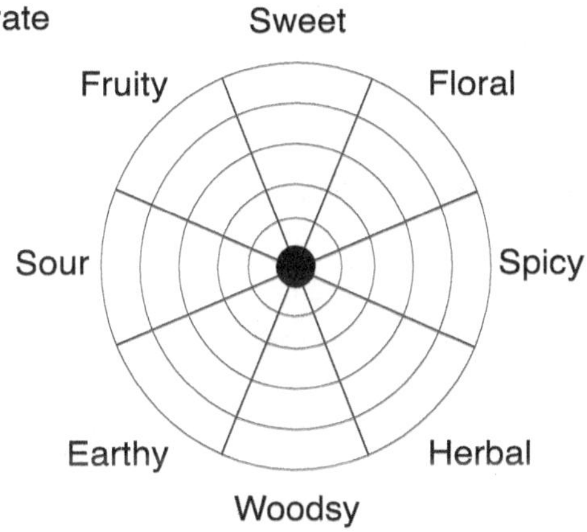

Symptoms Relieved

Notes

Effects	Strength				
Peaceful	○	○	○	○	○
Sleepy	○	○	○	○	○
Pain Relief	○	○	○	○	○
Hungry	○	○	○	○	○
Uplifted	○	○	○	○	○
Creative	○	○	○	○	○

Ratings ☆ ☆ ☆ ☆ ☆

Strain

Grower ______________________ Date __________

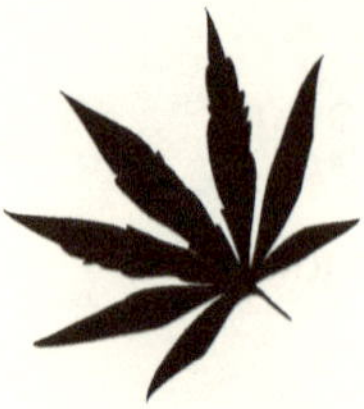

Acquired ______________________ $ __________

Indica	Hybrid	Sativa

☐ Flower ☐ Edible ☐ Concentrate

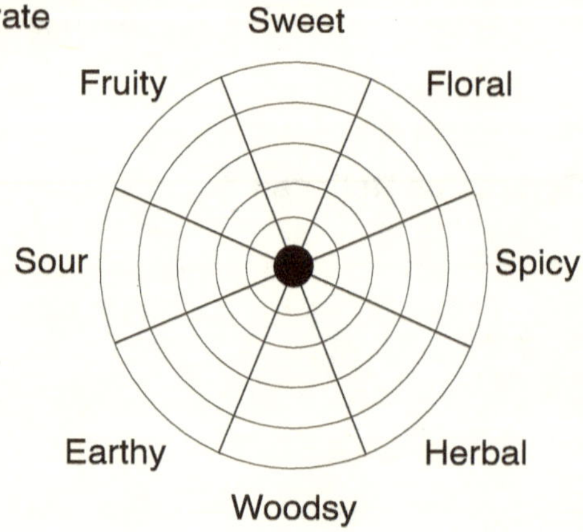

Symptoms Relieved

____

____

____

____

____

Notes

____

____

____

____

____

____

____

Effects	**Strength**				
Peaceful	○	○	○	○	○
Sleepy	○	○	○	○	○
Pain Relief	○	○	○	○	○
Hungry	○	○	○	○	○
Uplifted	○	○	○	○	○
Creative	○	○	○	○	○

Ratings ☆ ☆ ☆ ☆ ☆

Strain

Grower __________ Date __________

Acquired __________ $ __________

Indica	Hybrid	Sativa

☐ Flower ☐ Edible ☐ Concentrate

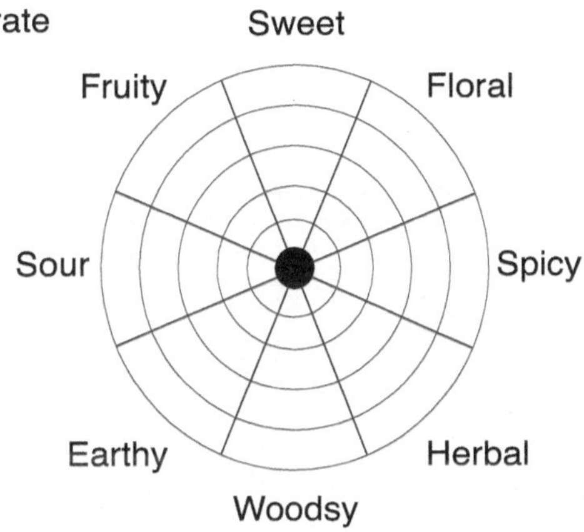

Symptoms Relieved

Notes

Effects	**Strength**				
Peaceful	○	○	○	○	○
Sleepy	○	○	○	○	○
Pain Relief	○	○	○	○	○
Hungry	○	○	○	○	○
Uplifted	○	○	○	○	○
Creative	○	○	○	○	○

Ratings ☆ ☆ ☆ ☆ ☆

Strain

Grower ____________ Date ________

Acquired ____________ $ ________

Indica | Hybrid | Sativa

☐ Flower ☐ Edible ☐ Concentrate

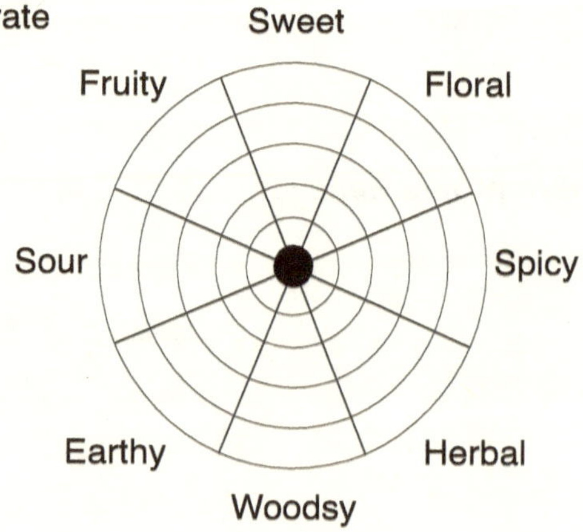

Symptoms Relieved

Notes

Effects	Strength				
Peaceful	○	○	○	○	○
Sleepy	○	○	○	○	○
Pain Relief	○	○	○	○	○
Hungry	○	○	○	○	○
Uplifted	○	○	○	○	○
Creative	○	○	○	○	○

Ratings ☆ ☆ ☆ ☆ ☆

Strain

Grower ______________________ Date __________

Acquired ______________________ $ __________

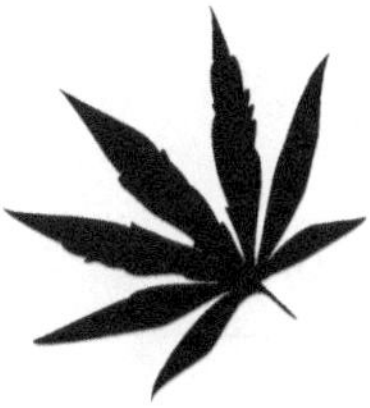

Indica	Hybrid	Sativa

☐ Flower ☐ Edible ☐ Concentrate

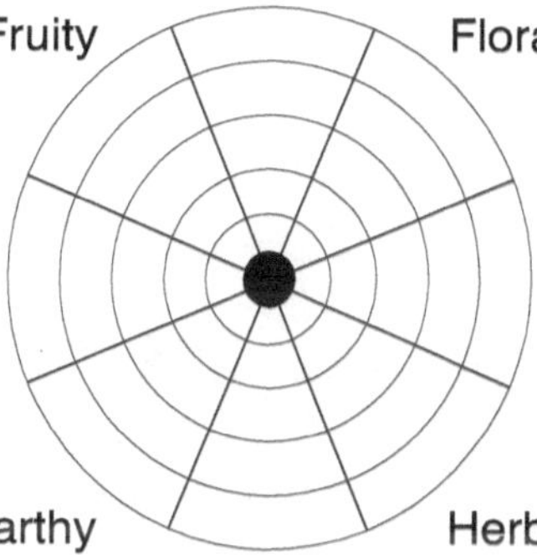

Symptoms Relieved

____

____

____

____

____

Notes

____

____

____

____

____

____

____

Effects	**Strength**				
Peaceful	○	○	○	○	○
Sleepy	○	○	○	○	○
Pain Relief	○	○	○	○	○
Hungry	○	○	○	○	○
Uplifted	○	○	○	○	○
Creative	○	○	○	○	○

Ratings ☆ ☆ ☆ ☆ ☆

Strain

____

Grower ______________ Date ________

Acquired ______________ $ ________

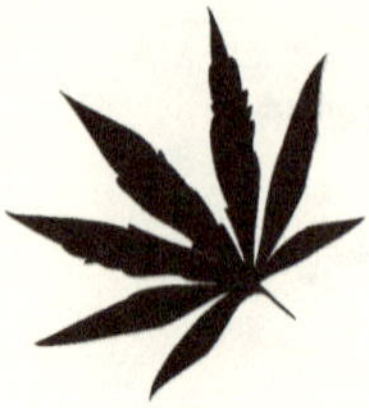

Indica	Hybrid	Sativa

☐ Flower ☐ Edible ☐ Concentrate

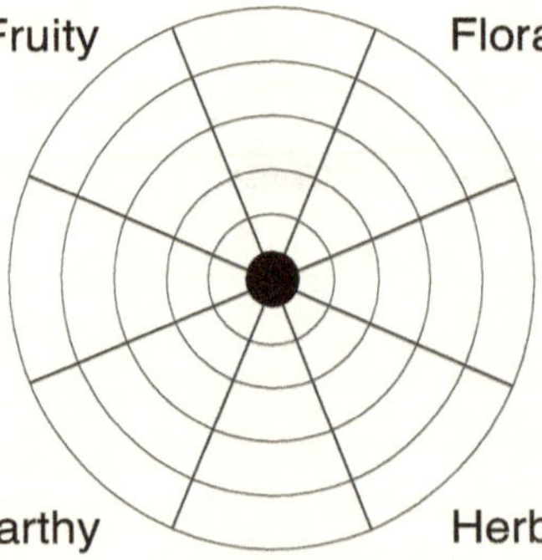

Symptoms Relieved

____

____

____

____

____

Notes

____

____

____

____

____

____

____

Effects	**Strength**				
Peaceful	○	○	○	○	○
Sleepy	○	○	○	○	○
Pain Relief	○	○	○	○	○
Hungry	○	○	○	○	○
Uplifted	○	○	○	○	○
Creative	○	○	○	○	○

Ratings ☆ ☆ ☆ ☆ ☆

Strain

Grower ______ Date ______

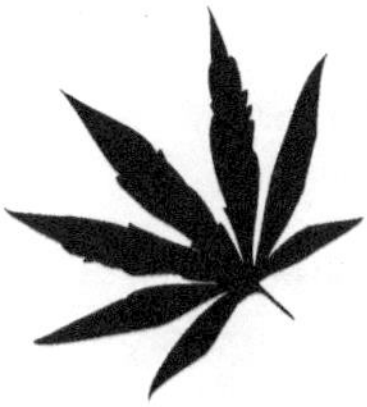

Acquired ______ $ ______

Indica | Hybrid | Sativa

☐ Flower ☐ Edible ☐ Concentrate

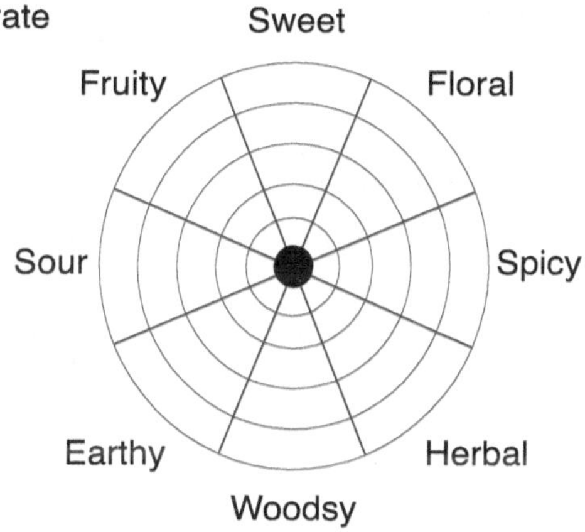

Symptoms Relieved

Notes

Effects	Strength
Peaceful	○ ○ ○ ○ ○
Sleepy	○ ○ ○ ○ ○
Pain Relief	○ ○ ○ ○ ○
Hungry	○ ○ ○ ○ ○
Uplifted	○ ○ ○ ○ ○
Creative	○ ○ ○ ○ ○

Ratings ☆ ☆ ☆ ☆ ☆

Strain

Grower ____________ Date ________

Acquired ____________ $ ________

Indica	Hybrid	Sativa

☐ Flower ☐ Edible ☐ Concentrate

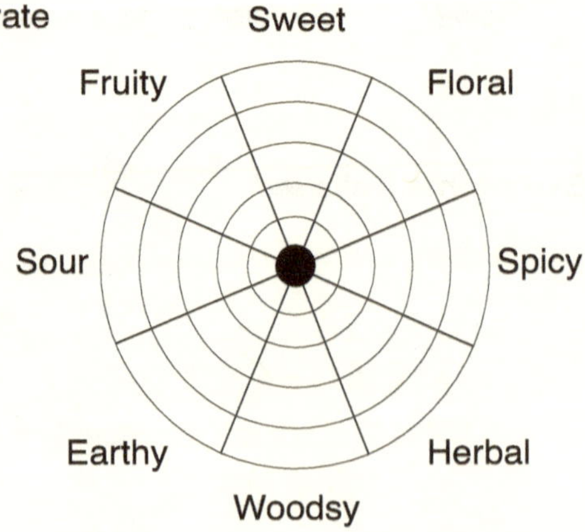

Symptoms Relieved

Notes

Effects	Strength
Peaceful	○ ○ ○ ○ ○
Sleepy	○ ○ ○ ○ ○
Pain Relief	○ ○ ○ ○ ○
Hungry	○ ○ ○ ○ ○
Uplifted	○ ○ ○ ○ ○
Creative	○ ○ ○ ○ ○

Ratings ☆ ☆ ☆ ☆ ☆

Strain

Grower ______________________ Date __________

Acquired ______________________ $ __________

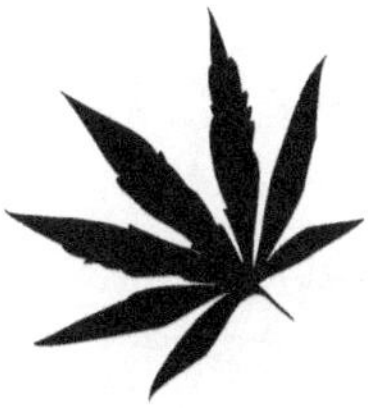

Indica Hybrid Sativa

☐ Flower ☐ Edible ☐ Concentrate

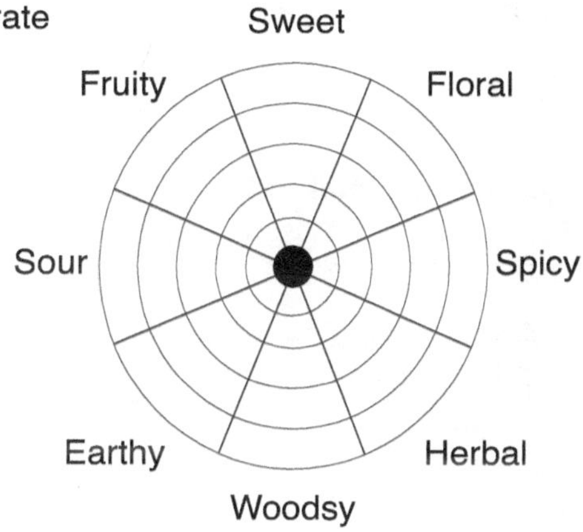

Symptoms Relieved

____

____

____

____

____

Notes

____

____

____

____

____

____

____

Effects	**Strength**				
Peaceful	○	○	○	○	○
Sleepy	○	○	○	○	○
Pain Relief	○	○	○	○	○
Hungry	○	○	○	○	○
Uplifted	○	○	○	○	○
Creative	○	○	○	○	○

Ratings ☆ ☆ ☆ ☆ ☆

Strain

Grower ________ Date ________

Acquired ________ $ ________

Indica	Hybrid	Sativa

☐ Flower ☐ Edible ☐ Concentrate

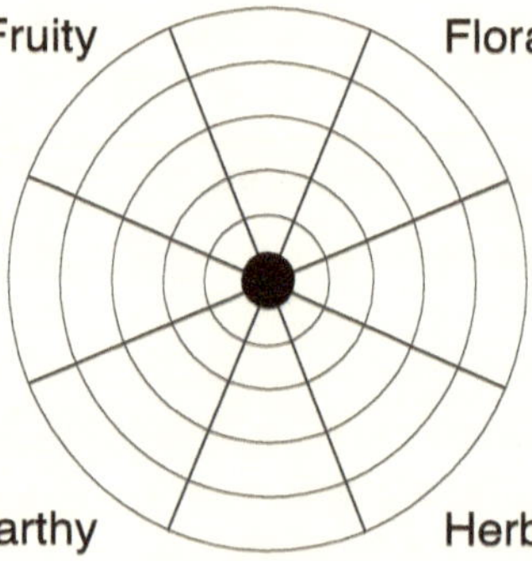

Symptoms Relieved

Notes

Effects	**Strength**				
Peaceful	○	○	○	○	○
Sleepy	○	○	○	○	○
Pain Relief	○	○	○	○	○
Hungry	○	○	○	○	○
Uplifted	○	○	○	○	○
Creative	○	○	○	○	○

Ratings ☆ ☆ ☆ ☆ ☆

Strain

Grower ____________ Date ________

Acquired ____________ $ ________

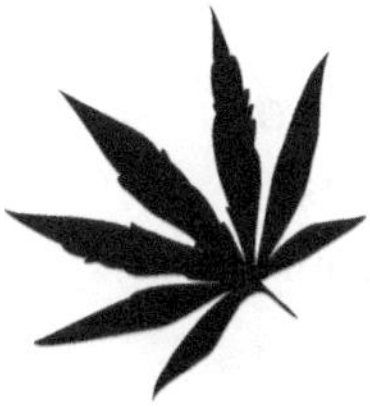

Indica	Hybrid	Sativa

☐ Flower ☐ Edible ☐ Concentrate

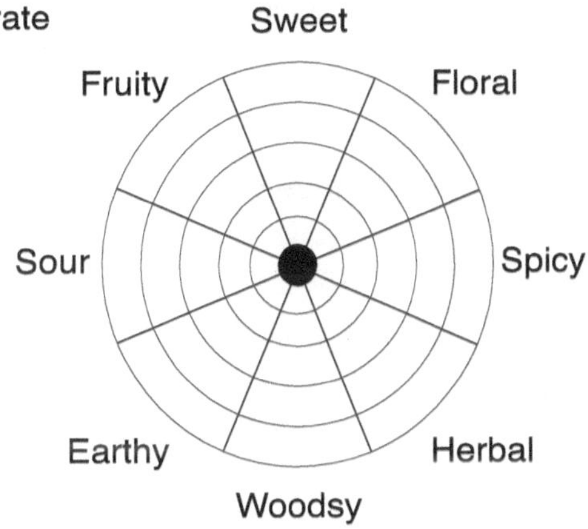

Symptoms Relieved

Notes

Effects	Strength				
Peaceful	○	○	○	○	○
Sleepy	○	○	○	○	○
Pain Relief	○	○	○	○	○
Hungry	○	○	○	○	○
Uplifted	○	○	○	○	○
Creative	○	○	○	○	○

Ratings ☆ ☆ ☆ ☆ ☆

Strain

Grower ______ Date ______

Acquired ______ $ ______

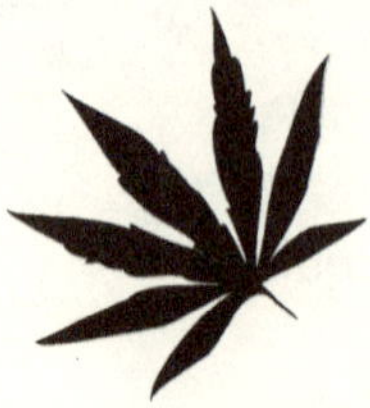

Indica	Hybrid	Sativa

☐ Flower ☐ Edible ☐ Concentrate

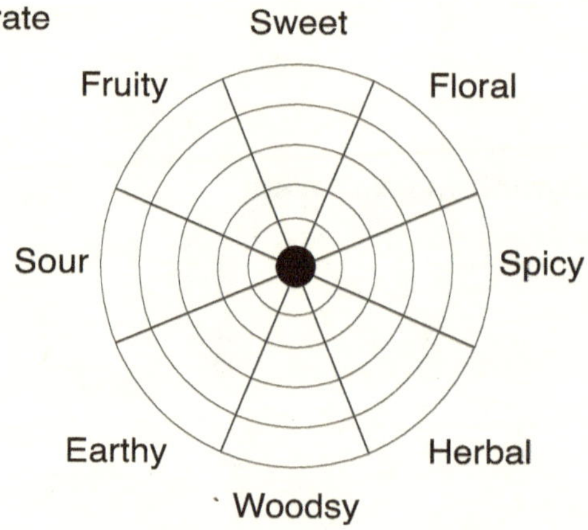

Symptoms Relieved

Notes

Effects	Strength
Peaceful	○ ○ ○ ○ ○
Sleepy	○ ○ ○ ○ ○
Pain Relief	○ ○ ○ ○ ○
Hungry	○ ○ ○ ○ ○
Uplifted	○ ○ ○ ○ ○
Creative	○ ○ ○ ○ ○

Ratings ☆ ☆ ☆ ☆ ☆

Strain

Grower ______________________ Date __________

Acquired ______________________ $ __________

Indica	Hybrid	Sativa

☐ Flower ☐ Edible ☐ Concentrate

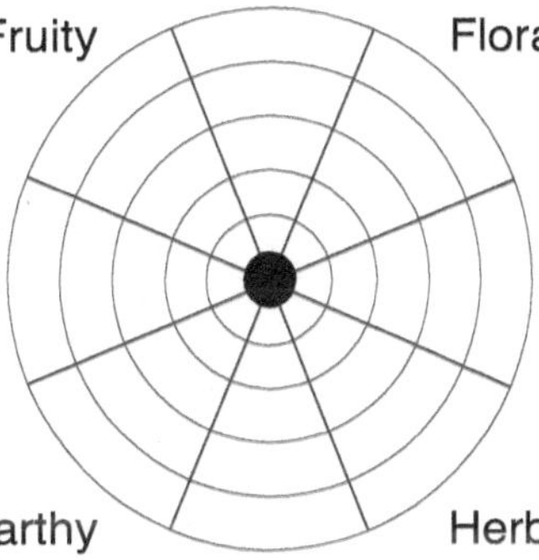

Symptoms Relieved

____

____

____

____

____

Effects	**Strength**				
Peaceful	○	○	○	○	○
Sleepy	○	○	○	○	○
Pain Relief	○	○	○	○	○
Hungry	○	○	○	○	○
Uplifted	○	○	○	○	○
Creative	○	○	○	○	○

Ratings ☆ ☆ ☆ ☆ ☆

Notes

____

____

____

____

____

____

____

Strain

Grower ______ Date ______

Acquired ______ $ ______

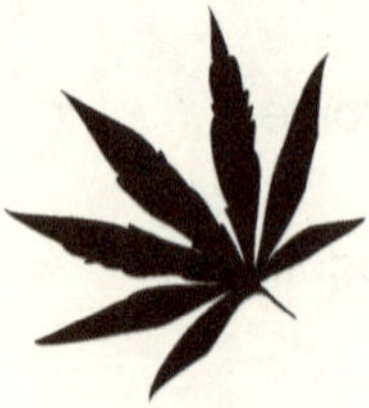

Indica	Hybrid	Sativa

☐ Flower ☐ Edible ☐ Concentrate

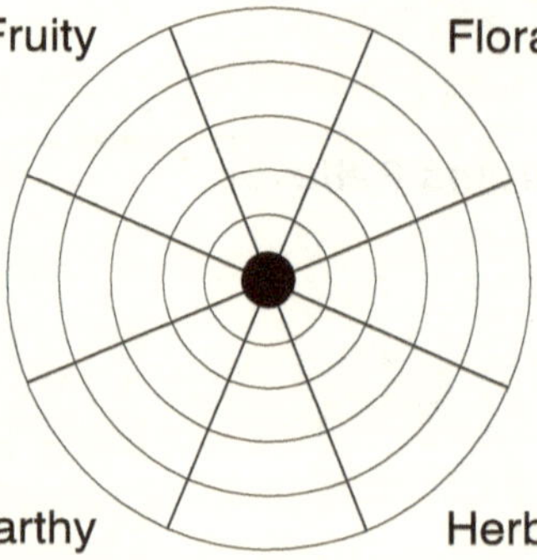

Symptoms Relieved

Notes

Effects	**Strength**				
Peaceful	○	○	○	○	○
Sleepy	○	○	○	○	○
Pain Relief	○	○	○	○	○
Hungry	○	○	○	○	○
Uplifted	○	○	○	○	○
Creative	○	○	○	○	○

Ratings ☆ ☆ ☆ ☆ ☆

Strain

Grower ____________ Date ________

Acquired ____________ $ ________

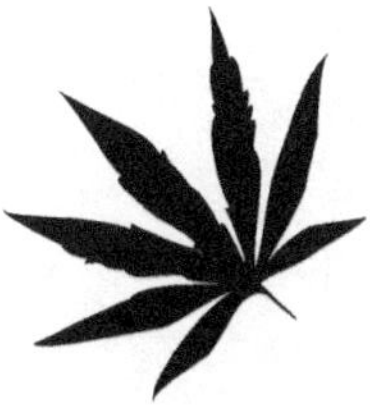

Indica	Hybrid	Sativa

☐ Flower ☐ Edible ☐ Concentrate

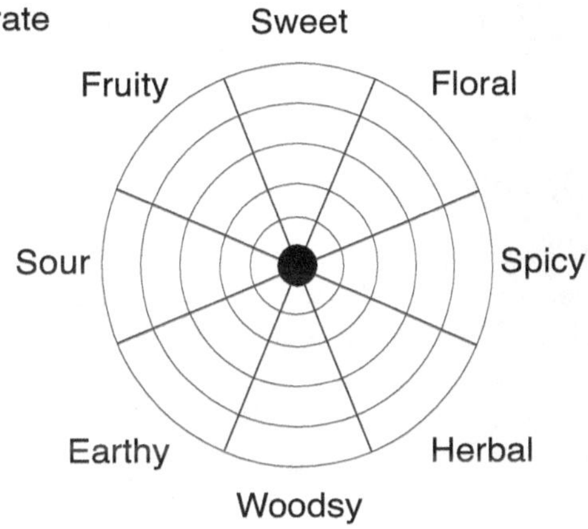

Symptoms Relieved

Notes

Effects	Strength				
Peaceful	○	○	○	○	○
Sleepy	○	○	○	○	○
Pain Relief	○	○	○	○	○
Hungry	○	○	○	○	○
Uplifted	○	○	○	○	○
Creative	○	○	○	○	○

Ratings ☆ ☆ ☆ ☆ ☆

Strain

Grower ____________ Date ________

Acquired ____________ $ ________

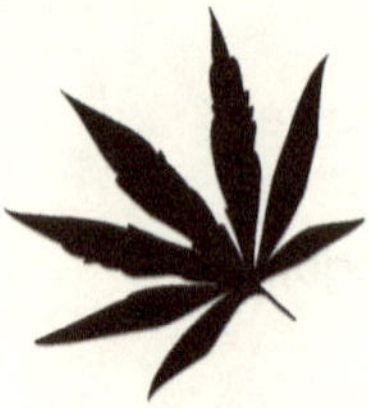

Indica	Hybrid	Sativa

☐ Flower ☐ Edible ☐ Concentrate

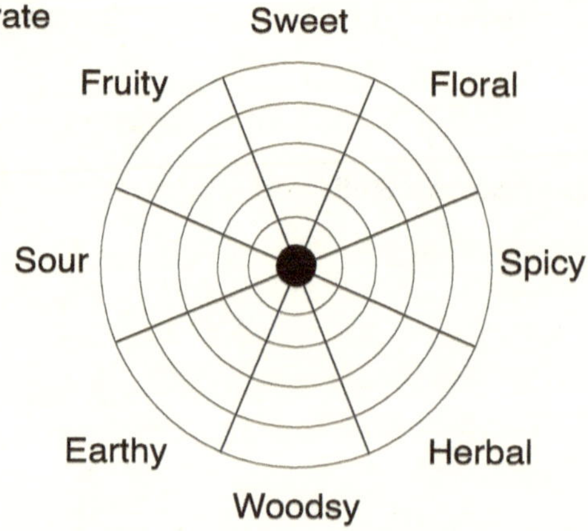

Symptoms Relieved

Notes

Effects	Strength				
Peaceful	○	○	○	○	○
Sleepy	○	○	○	○	○
Pain Relief	○	○	○	○	○
Hungry	○	○	○	○	○
Uplifted	○	○	○	○	○
Creative	○	○	○	○	○

Ratings ☆ ☆ ☆ ☆ ☆

Strain

Grower ______________ Date ________

Acquired ______________ $ ________

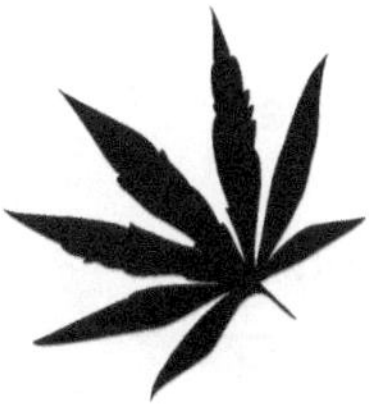

Indica	Hybrid	Sativa

☐ Flower ☐ Edible ☐ Concentrate

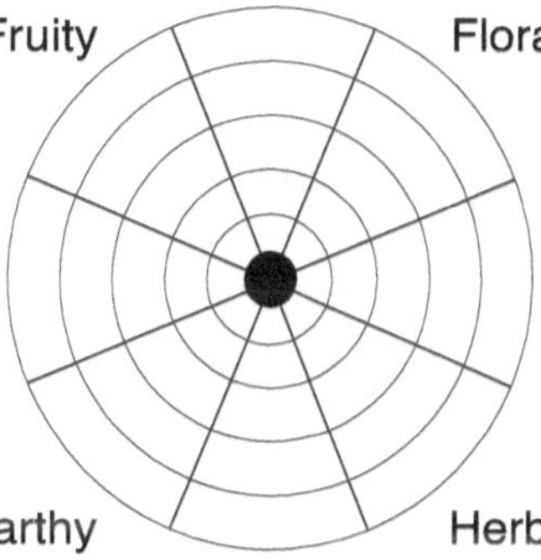

Symptoms Relieved

____

____

____

____

____

Notes

____

____

____

____

____

____

____

Effects	**Strength**				
Peaceful	○	○	○	○	○
Sleepy	○	○	○	○	○
Pain Relief	○	○	○	○	○
Hungry	○	○	○	○	○
Uplifted	○	○	○	○	○
Creative	○	○	○	○	○

Ratings ☆ ☆ ☆ ☆ ☆

Strain

Grower ______________________ Date ________

Acquired ______________________ $ ________

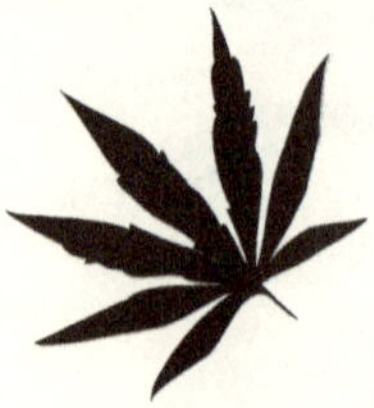

Indica	Hybrid	Sativa

☐ Flower ☐ Edible ☐ Concentrate

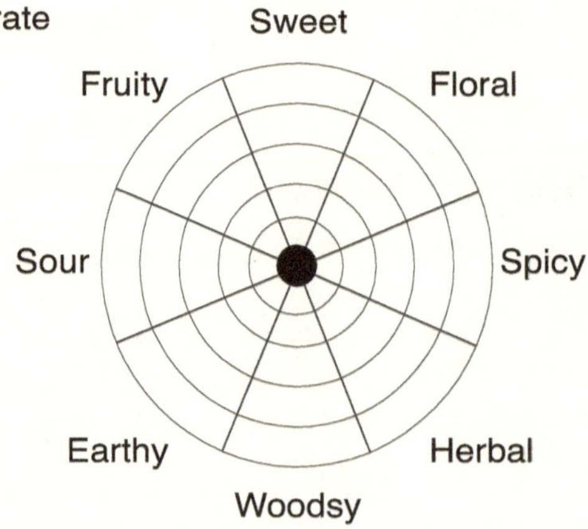

Symptoms Relieved

____

____

____

____

____

Notes

____

____

____

____

____

____

____

Effects	Strength
Peaceful	○ ○ ○ ○ ○
Sleepy	○ ○ ○ ○ ○
Pain Relief	○ ○ ○ ○ ○
Hungry	○ ○ ○ ○ ○
Uplifted	○ ○ ○ ○ ○
Creative	○ ○ ○ ○ ○

Ratings ☆ ☆ ☆ ☆ ☆

Strain

Grower ______________ Date ________

Acquired ______________ $ ________

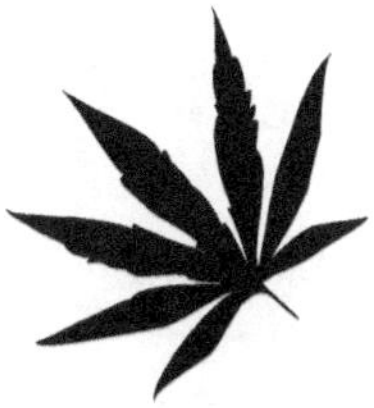

Indica	Hybrid	Sativa

☐ Flower ☐ Edible ☐ Concentrate

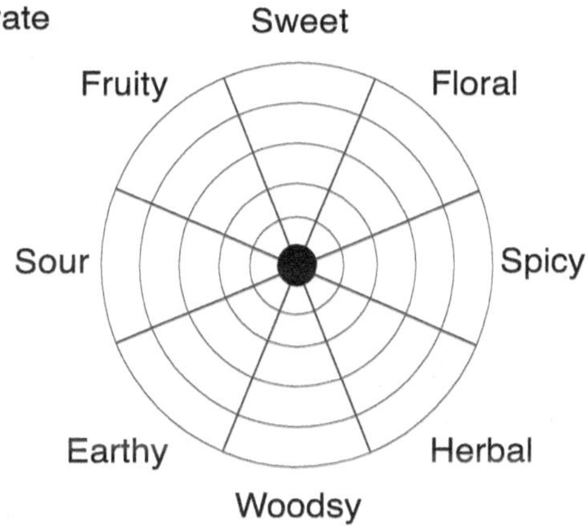

Symptoms Relieved

Notes

Effects	Strength				
Peaceful	○	○	○	○	○
Sleepy	○	○	○	○	○
Pain Relief	○	○	○	○	○
Hungry	○	○	○	○	○
Uplifted	○	○	○	○	○
Creative	○	○	○	○	○

Ratings ☆ ☆ ☆ ☆ ☆

Strain

Grower ______________ Date ______

Acquired ______________ $ ______

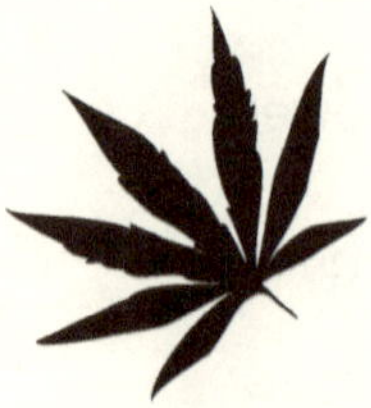

Indica | Hybrid | Sativa

☐ Flower ☐ Edible ☐ Concentrate

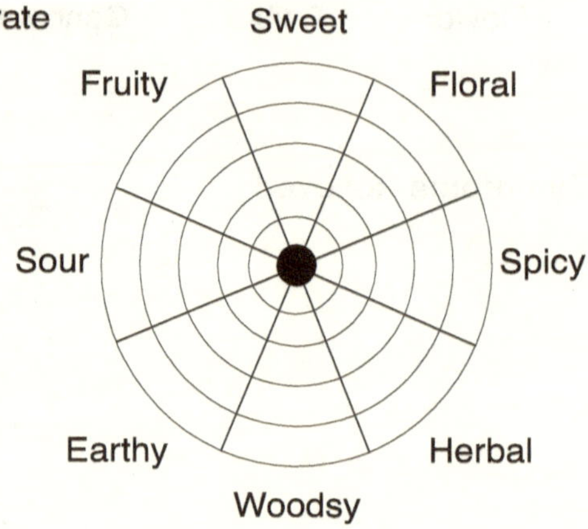

Symptoms Relieved

____

____

____

____

____

Notes

____

____

____

____

____

____

____

Effects	Strength				
Peaceful	○	○	○	○	○
Sleepy	○	○	○	○	○
Pain Relief	○	○	○	○	○
Hungry	○	○	○	○	○
Uplifted	○	○	○	○	○
Creative	○	○	○	○	○

Ratings ☆ ☆ ☆ ☆ ☆

Strain

Grower ______ Date ______

Acquired ______ $ ______

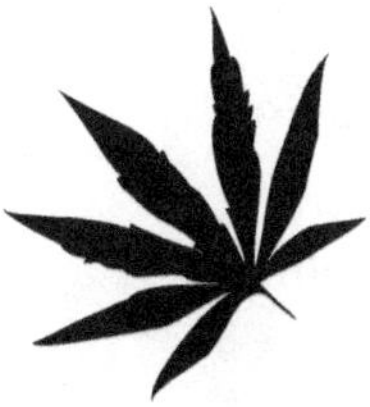

Indica Hybrid Sativa

☐ Flower ☐ Edible ☐ Concentrate

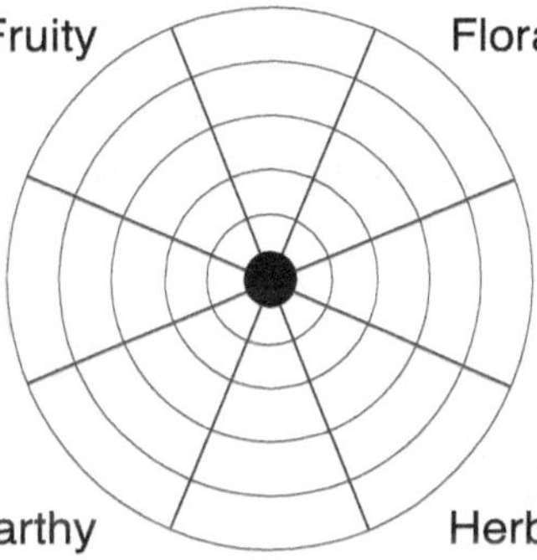

Symptoms Relieved

Notes

Effects	Strength
Peaceful	○ ○ ○ ○ ○
Sleepy	○ ○ ○ ○ ○
Pain Relief	○ ○ ○ ○ ○
Hungry	○ ○ ○ ○ ○
Uplifted	○ ○ ○ ○ ○
Creative	○ ○ ○ ○ ○

Ratings ☆ ☆ ☆ ☆ ☆

Strain

Grower ______________ Date ________

Acquired ______________ $ ________

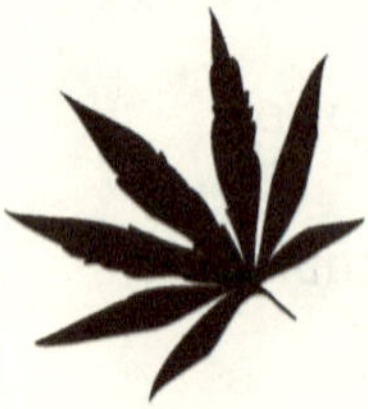

Indica	Hybrid	Sativa

☐ Flower ☐ Edible ☐ Concentrate

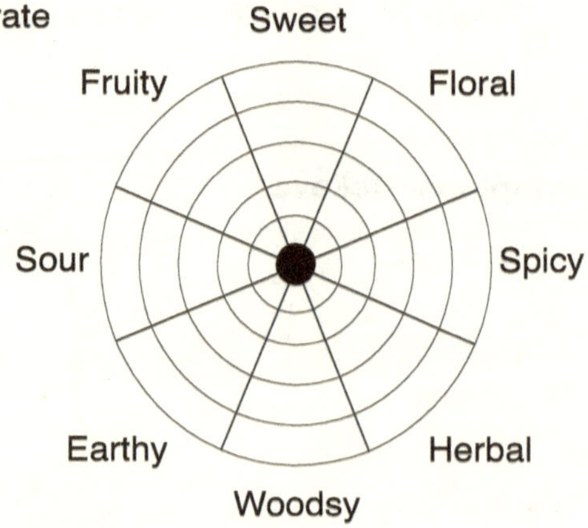

Symptoms Relieved

____

____

____

____

____

Notes

____

____

____

____

____

____

____

Effects	**Strength**				
Peaceful	○	○	○	○	○
Sleepy	○	○	○	○	○
Pain Relief	○	○	○	○	○
Hungry	○	○	○	○	○
Uplifted	○	○	○	○	○
Creative	○	○	○	○	○

Ratings ☆ ☆ ☆ ☆ ☆

Strain

Grower ______________________ Date __________

Acquired ______________________ $ __________

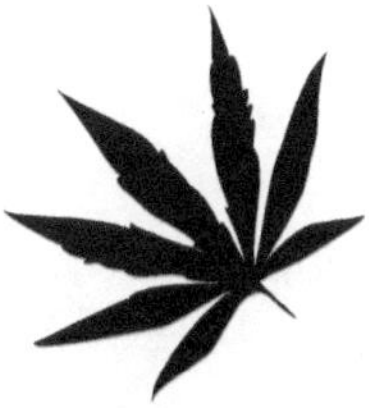

Indica	Hybrid	Sativa

☐ Flower ☐ Edible ☐ Concentrate

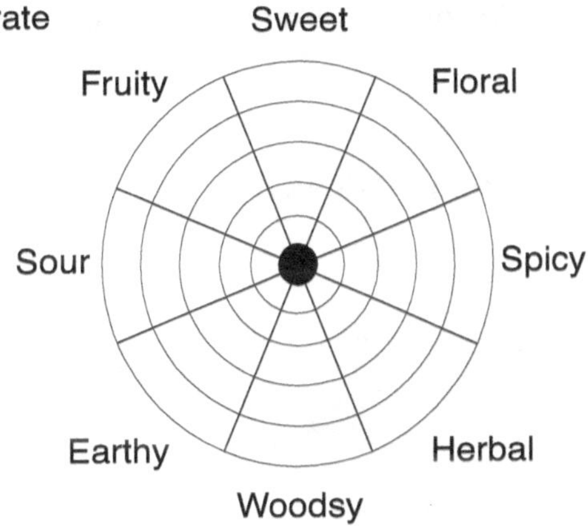

Symptoms Relieved

____

____

____

____

____

Effects **Strength**

Effects					
Peaceful	○	○	○	○	○
Sleepy	○	○	○	○	○
Pain Relief	○	○	○	○	○
Hungry	○	○	○	○	○
Uplifted	○	○	○	○	○
Creative	○	○	○	○	○

Notes

____

____

____

____

____

____

____

Ratings ☆ ☆ ☆ ☆ ☆

Strain

Grower ____________________ Date __________

Acquired ____________________ $ __________

Indica	Hybrid	Sativa

☐ Flower ☐ Edible ☐ Concentrate

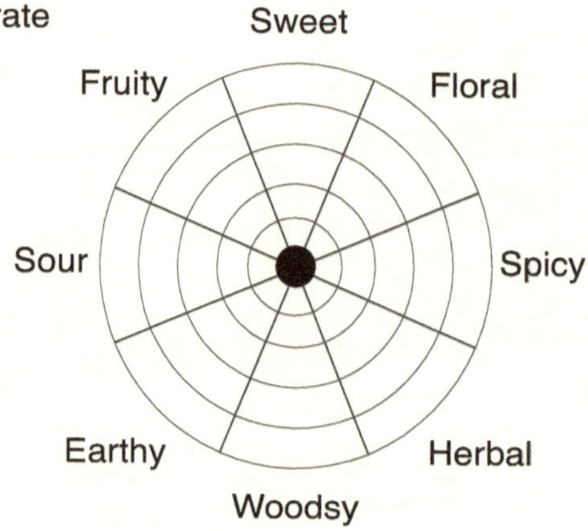

Symptoms Relieved

Notes

Effects	Strength
Peaceful	○ ○ ○ ○ ○
Sleepy	○ ○ ○ ○ ○
Pain Relief	○ ○ ○ ○ ○
Hungry	○ ○ ○ ○ ○
Uplifted	○ ○ ○ ○ ○
Creative	○ ○ ○ ○ ○

Ratings ☆ ☆ ☆ ☆ ☆

Strain

Grower ____________ Date ________

Acquired ____________ $ ________

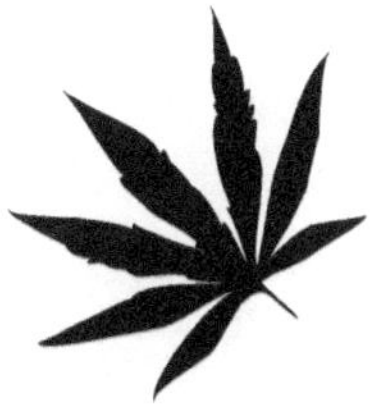

Indica	Hybrid	Sativa

☐ Flower ☐ Edible ☐ Concentrate

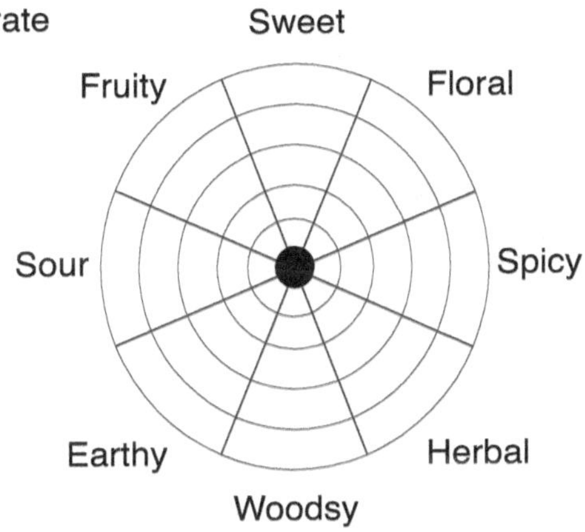

Symptoms Relieved

____

____

____

____

____

Notes

____

____

____

____

____

____

____

Effects	**Strength**				
Peaceful	○	○	○	○	○
Sleepy	○	○	○	○	○
Pain Relief	○	○	○	○	○
Hungry	○	○	○	○	○
Uplifted	○	○	○	○	○
Creative	○	○	○	○	○

Ratings ☆ ☆ ☆ ☆ ☆

Strain

Grower ____________ Date ________

Acquired ____________ $ ________

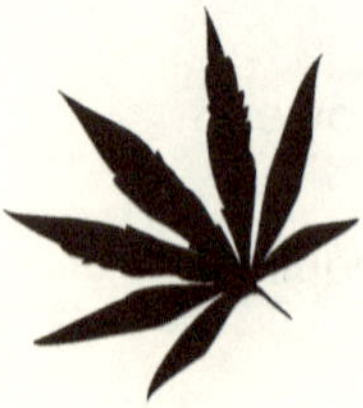

Indica	Hybrid	Sativa

☐ Flower ☐ Edible ☐ Concentrate

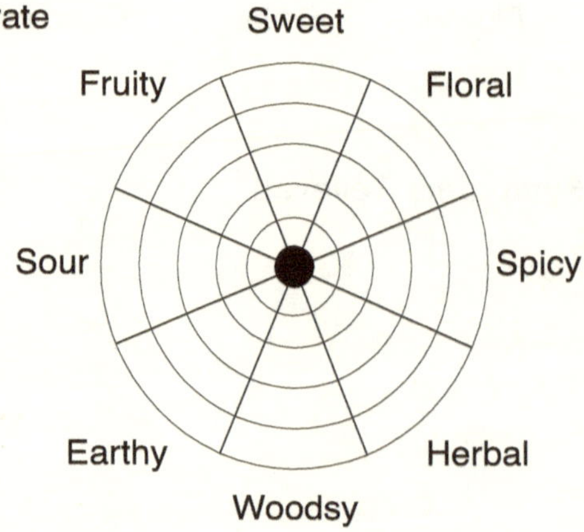

Symptoms Relieved

Notes

Effects	**Strength**				
Peaceful	○	○	○	○	○
Sleepy	○	○	○	○	○
Pain Relief	○	○	○	○	○
Hungry	○	○	○	○	○
Uplifted	○	○	○	○	○
Creative	○	○	○	○	○

Ratings ☆ ☆ ☆ ☆ ☆

Strain

Grower ______________________ Date __________

Acquired ______________________ $ __________

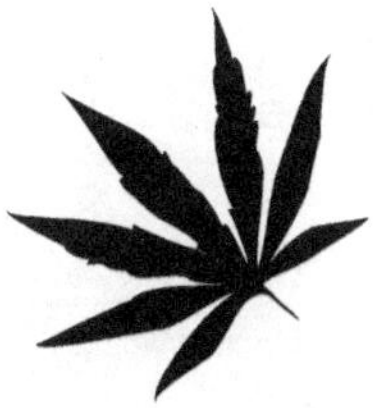

Indica	Hybrid	Sativa

☐ Flower ☐ Edible ☐ Concentrate

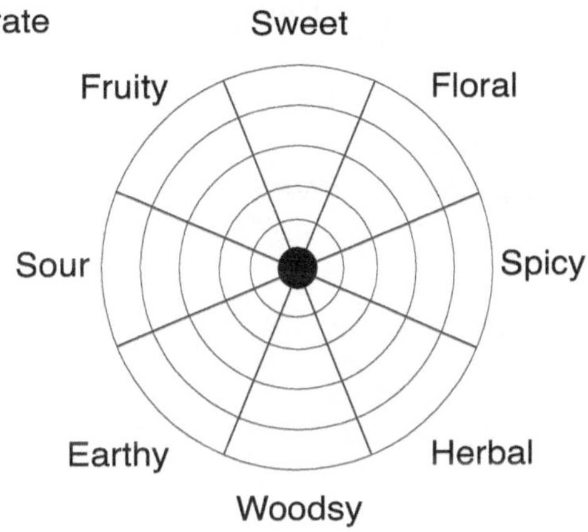

Symptoms Relieved

____

____

____

____

____

Notes

____

____

____

____

____

____

____

Effects	Strength				
Peaceful	○	○	○	○	○
Sleepy	○	○	○	○	○
Pain Relief	○	○	○	○	○
Hungry	○	○	○	○	○
Uplifted	○	○	○	○	○
Creative	○	○	○	○	○

Ratings ☆ ☆ ☆ ☆ ☆

Strain

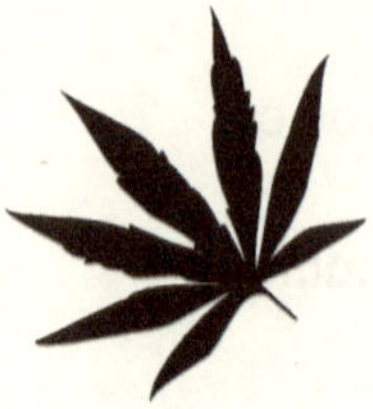

Grower ______________ Date ________

Acquired ______________ $ ________

Indica	Hybrid	Sativa

☐ Flower ☐ Edible ☐ Concentrate

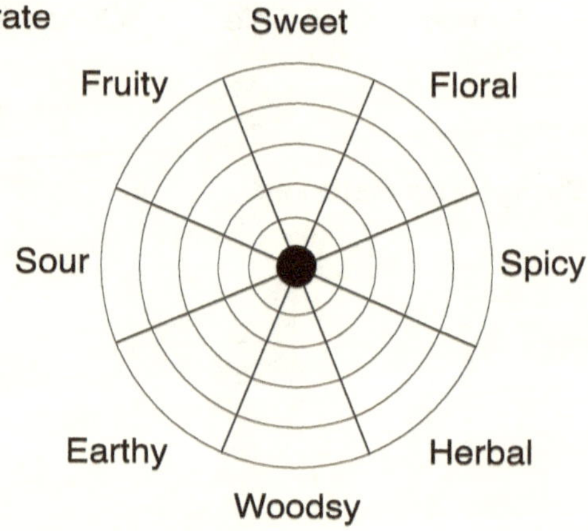

Symptoms Relieved

____

____

____

____

____

Notes

____

____

____

____

____

____

____

Effects	**Strength**				
Peaceful	○	○	○	○	○
Sleepy	○	○	○	○	○
Pain Relief	○	○	○	○	○
Hungry	○	○	○	○	○
Uplifted	○	○	○	○	○
Creative	○	○	○	○	○

Ratings ☆ ☆ ☆ ☆ ☆

Strain

Grower ________ Date ________

Acquired ________ $ ________

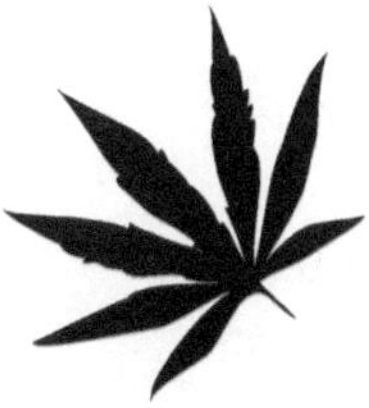

Indica	Hybrid	Sativa

☐ Flower ☐ Edible ☐ Concentrate

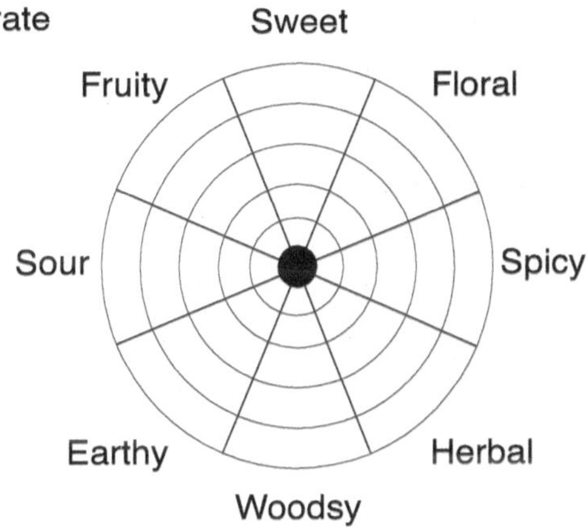

Symptoms Relieved

Notes

Effects	Strength				
Peaceful	○	○	○	○	○
Sleepy	○	○	○	○	○
Pain Relief	○	○	○	○	○
Hungry	○	○	○	○	○
Uplifted	○	○	○	○	○
Creative	○	○	○	○	○

Ratings ☆ ☆ ☆ ☆ ☆

Strain

Grower ____________ Date ________

Acquired ____________ $ ________

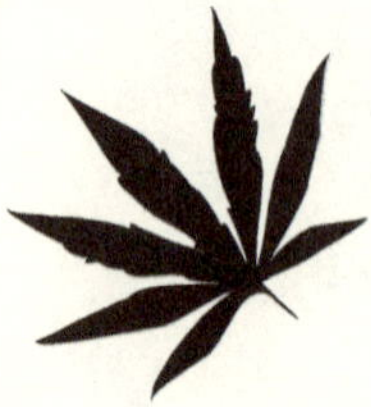

Indica	Hybrid	Sativa

☐ Flower ☐ Edible ☐ Concentrate

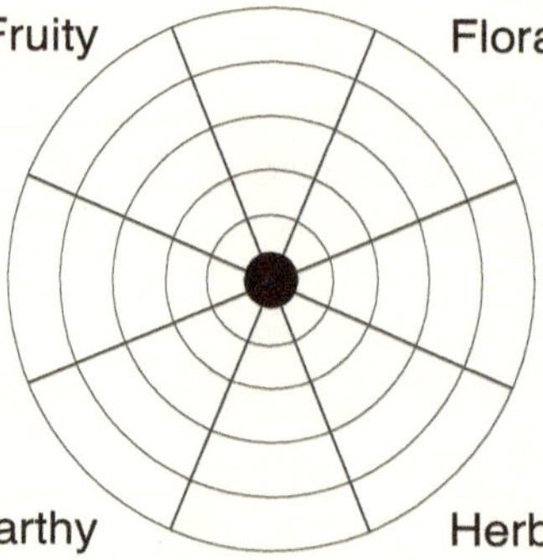

Symptoms Relieved

____

____

____

____

____

Notes

____

____

____

____

____

____

____

Effects	**Strength**				
Peaceful	○	○	○	○	○
Sleepy	○	○	○	○	○
Pain Relief	○	○	○	○	○
Hungry	○	○	○	○	○
Uplifted	○	○	○	○	○
Creative	○	○	○	○	○

Ratings ☆ ☆ ☆ ☆ ☆

Strain

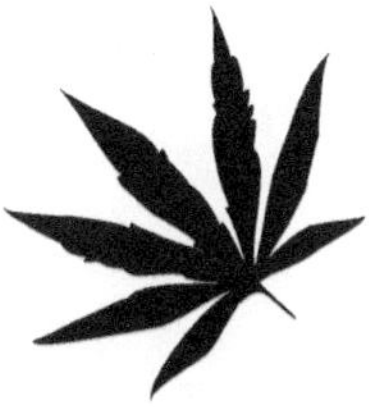

Grower ____________________ Date ________

Acquired ____________________ $ ________

Indica	Hybrid	Sativa

☐ Flower ☐ Edible ☐ Concentrate

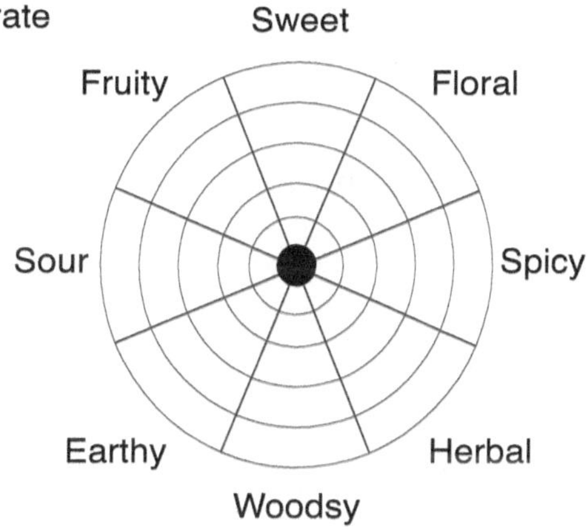

Symptoms Relieved

____

____

____

____

____

Notes

____

____

____

____

____

____

____

Effects	Strength				
Peaceful	○	○	○	○	○
Sleepy	○	○	○	○	○
Pain Relief	○	○	○	○	○
Hungry	○	○	○	○	○
Uplifted	○	○	○	○	○
Creative	○	○	○	○	○

Ratings ☆ ☆ ☆ ☆ ☆

Strain

Grower ______________________ Date __________

Acquired ______________________ $ __________

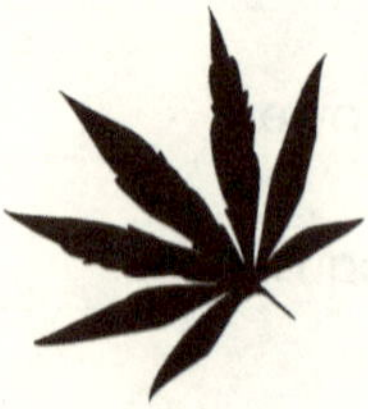

Indica	Hybrid	Sativa

☐ Flower ☐ Edible ☐ Concentrate

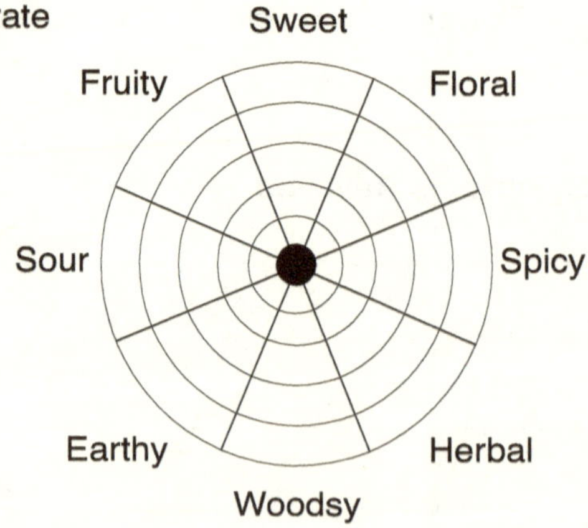

Symptoms Relieved

____

____

____

____

____

Effects	**Strength**				
Peaceful	○	○	○	○	○
Sleepy	○	○	○	○	○
Pain Relief	○	○	○	○	○
Hungry	○	○	○	○	○
Uplifted	○	○	○	○	○
Creative	○	○	○	○	○

Notes

____

____

____

____

____

____

____

Ratings ☆ ☆ ☆ ☆ ☆

Strain

Grower ____________ Date ________

Acquired ____________ $ ________

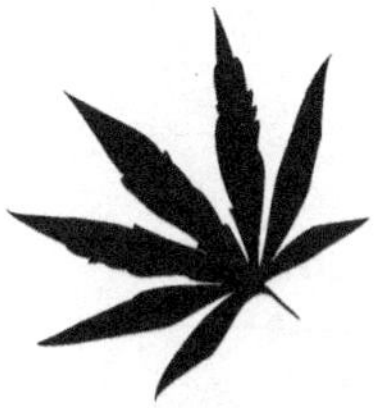

Indica	Hybrid	Sativa

☐ Flower ☐ Edible ☐ Concentrate

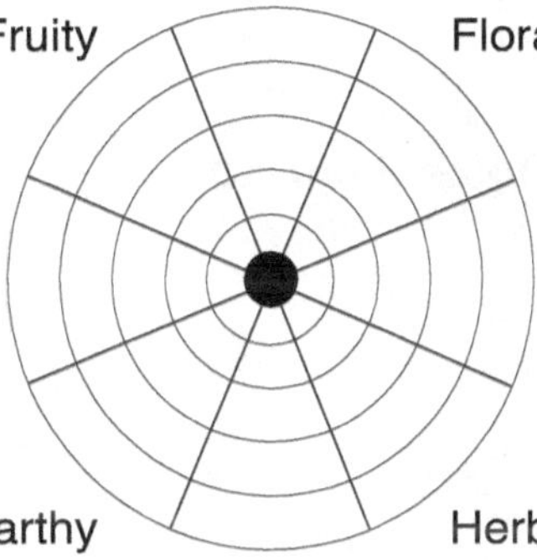

Symptoms Relieved

Notes

Effects	Strength				
Peaceful	○	○	○	○	○
Sleepy	○	○	○	○	○
Pain Relief	○	○	○	○	○
Hungry	○	○	○	○	○
Uplifted	○	○	○	○	○
Creative	○	○	○	○	○

Ratings ☆ ☆ ☆ ☆ ☆

Strain

Grower ______________________ Date __________

Acquired ______________________ $ __________

Indica	Hybrid	Sativa

☐ Flower ☐ Edible ☐ Concentrate

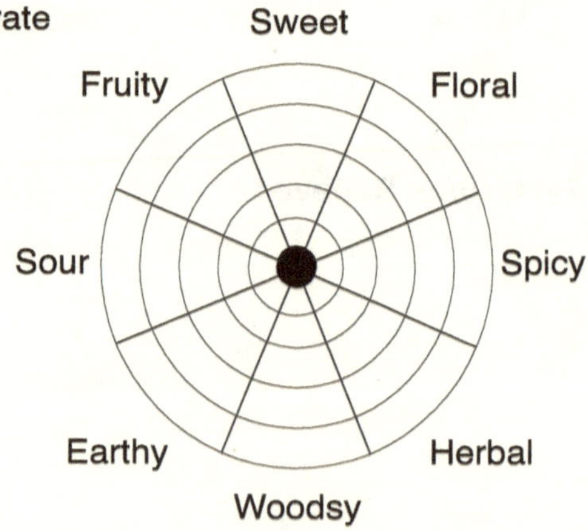

Symptoms Relieved

____

____

____

____

____

Notes

____

____

____

____

____

____

____

Effects	**Strength**				
Peaceful	○	○	○	○	○
Sleepy	○	○	○	○	○
Pain Relief	○	○	○	○	○
Hungry	○	○	○	○	○
Uplifted	○	○	○	○	○
Creative	○	○	○	○	○

Ratings ☆ ☆ ☆ ☆ ☆

Strain

Grower ______________________ Date __________

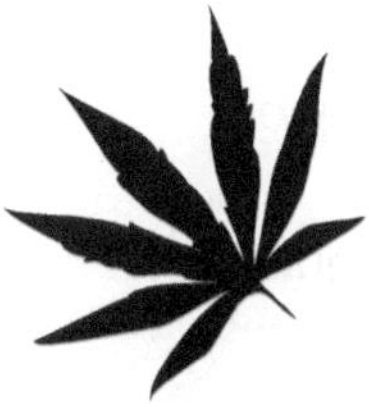

Acquired ______________________ $ __________

Indica	Hybrid	Sativa

☐ Flower ☐ Edible ☐ Concentrate

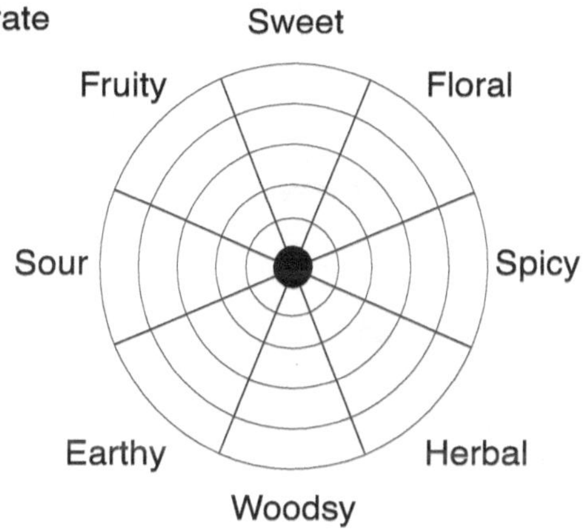

Symptoms Relieved

____

____

____

____

____

Notes

____

____

____

____

____

____

____

Effects	Strength				
Peaceful	○	○	○	○	○
Sleepy	○	○	○	○	○
Pain Relief	○	○	○	○	○
Hungry	○	○	○	○	○
Uplifted	○	○	○	○	○
Creative	○	○	○	○	○

Ratings ☆ ☆ ☆ ☆ ☆

Strain

Grower ______ Date ______

Acquired ______ $ ______

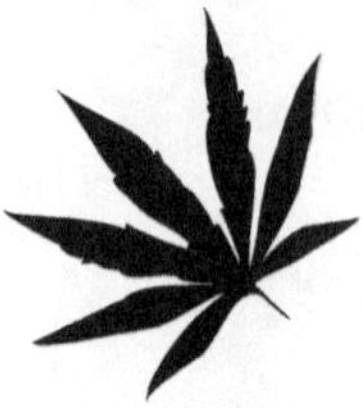

Indica Hybrid Sativa

☐ Flower ☐ Edible ☐ Concentrate

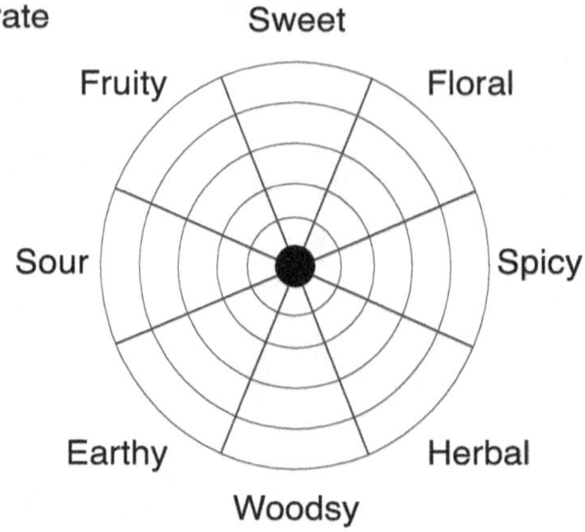

Symptoms Relieved

Notes

Effects	**Strength**				
Peaceful	○	○	○	○	○
Sleepy	○	○	○	○	○
Pain Relief	○	○	○	○	○
Hungry	○	○	○	○	○
Uplifted	○	○	○	○	○
Creative	○	○	○	○	○

Ratings ☆ ☆ ☆ ☆ ☆

Strain

Grower ______________ Date ______

Acquired ______________ $ ______

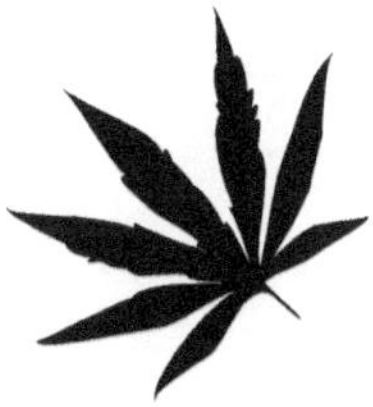

Indica	Hybrid	Sativa

☐ Flower ☐ Edible ☐ Concentrate

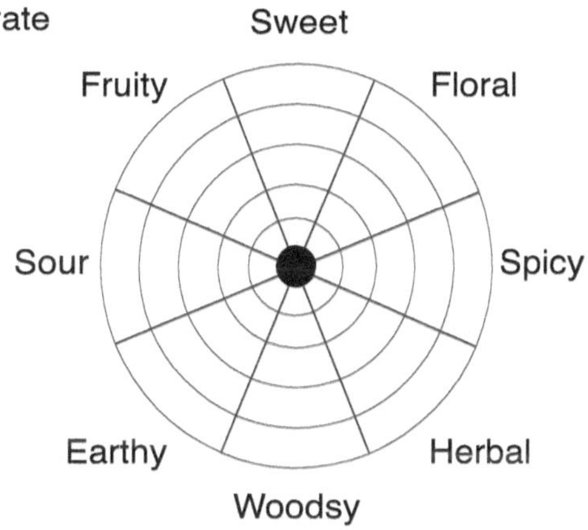

Symptoms Relieved

____

____

____

____

____

Notes

____

____

____

____

____

____

____

Effects	Strength				
Peaceful	○	○	○	○	○
Sleepy	○	○	○	○	○
Pain Relief	○	○	○	○	○
Hungry	○	○	○	○	○
Uplifted	○	○	○	○	○
Creative	○	○	○	○	○

Ratings ☆ ☆ ☆ ☆ ☆

Strain

Grower ______________ Date ________

Acquired ______________ $ ________

Indica	Hybrid	Sativa

☐ Flower ☐ Edible ☐ Concentrate

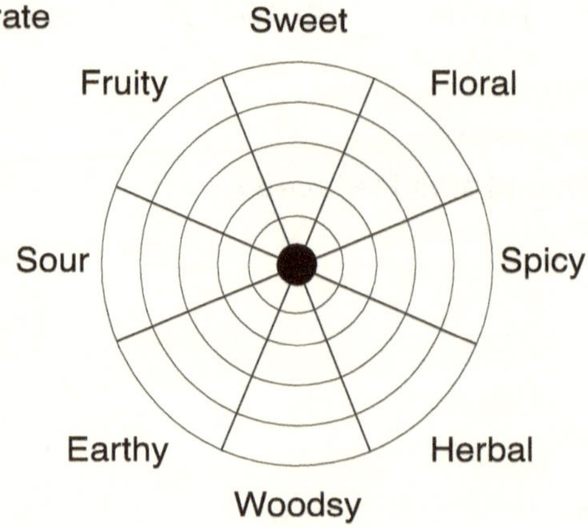

Symptoms Relieved

____

____

____

____

____

Effects	**Strength**				
Peaceful	○	○	○	○	○
Sleepy	○	○	○	○	○
Pain Relief	○	○	○	○	○
Hungry	○	○	○	○	○
Uplifted	○	○	○	○	○
Creative	○	○	○	○	○

Notes

____

____

____

____

____

____

____

Ratings ☆ ☆ ☆ ☆ ☆

Strain

Grower ____________________ Date __________

Acquired ____________________ $ __________

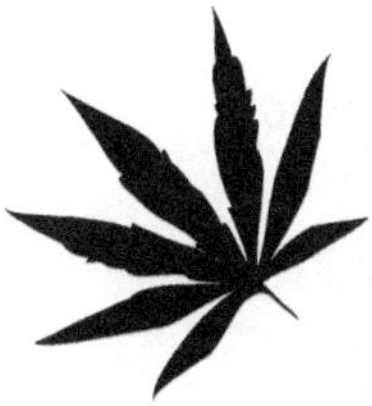

Indica	Hybrid	Sativa

☐ Flower ☐ Edible ☐ Concentrate

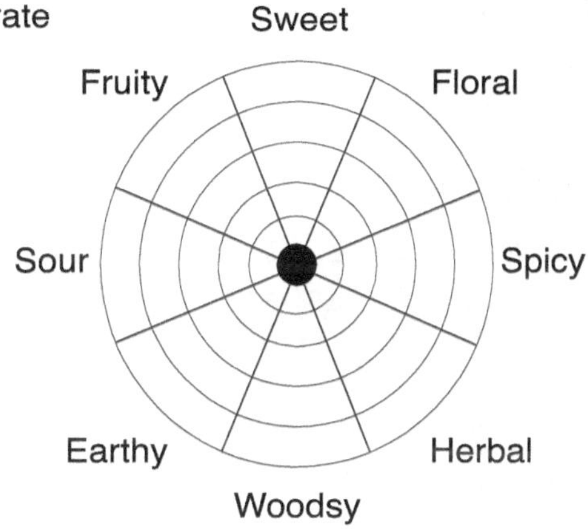

Symptoms Relieved

Notes

Effects	**Strength**				
Peaceful	○	○	○	○	○
Sleepy	○	○	○	○	○
Pain Relief	○	○	○	○	○
Hungry	○	○	○	○	○
Uplifted	○	○	○	○	○
Creative	○	○	○	○	○

Ratings ☆ ☆ ☆ ☆ ☆

Strain

Grower ____________________ Date __________

Acquired ____________________ $ __________

Indica	Hybrid	Sativa

☐ Flower ☐ Edible ☐ Concentrate

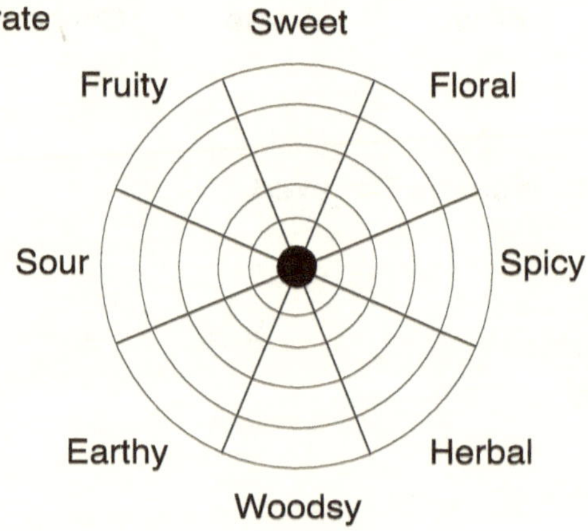

Symptoms Relieved

Notes

Effects	**Strength**				
Peaceful	○	○	○	○	○
Sleepy	○	○	○	○	○
Pain Relief	○	○	○	○	○
Hungry	○	○	○	○	○
Uplifted	○	○	○	○	○
Creative	○	○	○	○	○

Ratings ☆ ☆ ☆ ☆ ☆

Strain

Grower ____________________ Date __________

Acquired ____________________ $ __________

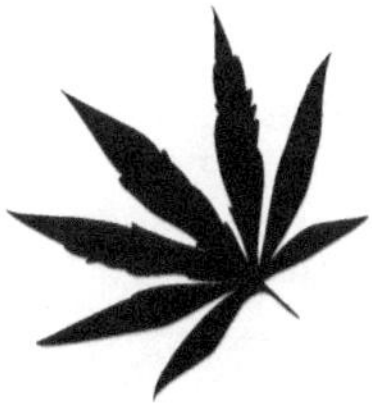

Indica	Hybrid	Sativa

☐ Flower ☐ Edible ☐ Concentrate

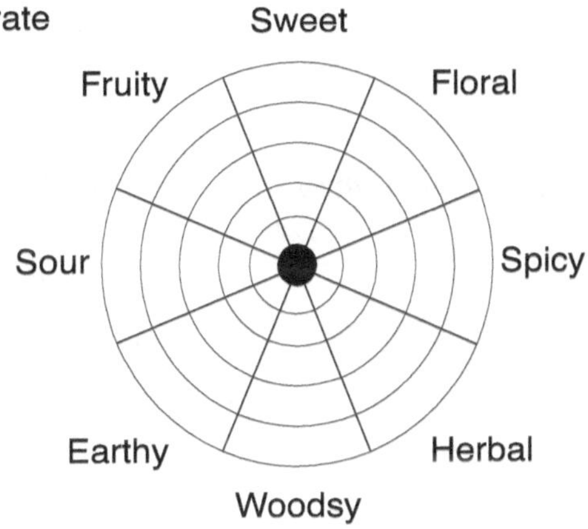

Symptoms Relieved

____

____

____

____

____

Notes

____

____

____

____

____

____

____

Effects	**Strength**				
Peaceful	○	○	○	○	○
Sleepy	○	○	○	○	○
Pain Relief	○	○	○	○	○
Hungry	○	○	○	○	○
Uplifted	○	○	○	○	○
Creative	○	○	○	○	○

Ratings ☆ ☆ ☆ ☆ ☆

Strain

Grower ______________ Date ________

Acquired ______________ $ ________

Indica Hybrid Sativa

☐ Flower ☐ Edible ☐ Concentrate

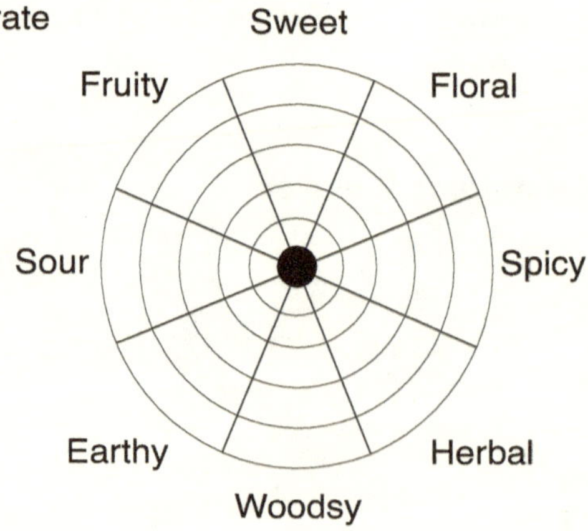

Symptoms Relieved

Notes

Effects	**Strength**
Peaceful	
Sleepy	
Pain Relief	
Hungry	
Uplifted	
Creative	

Ratings ☆ ☆ ☆ ☆ ☆

Strain

Grower ______________ Date ________

Acquired ______________ $ ________

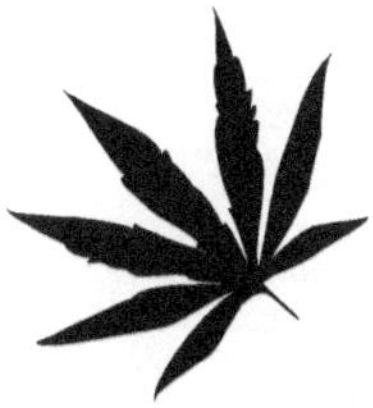

Indica	Hybrid	Sativa

☐ Flower ☐ Edible ☐ Concentrate

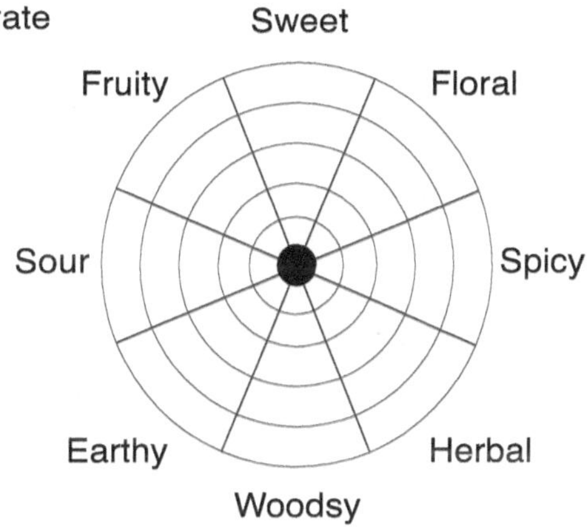

Symptoms Relieved

____

____

____

____

____

Notes

____

____

____

____

____

____

____

Effects	**Strength**				
Peaceful	○	○	○	○	○
Sleepy	○	○	○	○	○
Pain Relief	○	○	○	○	○
Hungry	○	○	○	○	○
Uplifted	○	○	○	○	○
Creative	○	○	○	○	○

Ratings ☆ ☆ ☆ ☆ ☆

Strain

Grower ____________ Date ________

Acquired ____________ $ ________

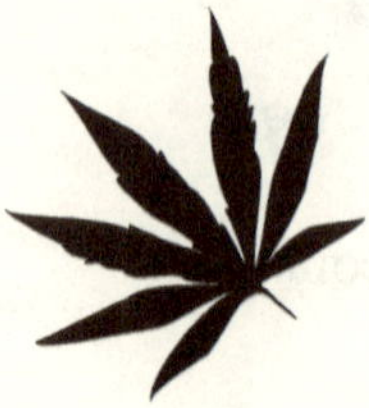

Indica Hybrid Sativa

☐ Flower ☐ Edible ☐ Concentrate

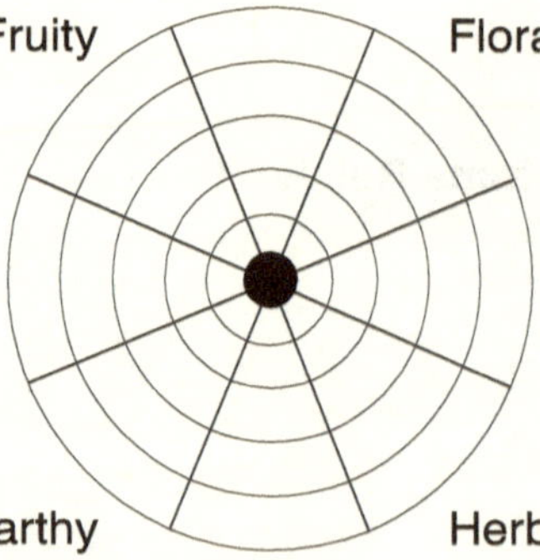

Symptoms Relieved

Notes

Effects	Strength				
Peaceful	○	○	○	○	○
Sleepy	○	○	○	○	○
Pain Relief	○	○	○	○	○
Hungry	○	○	○	○	○
Uplifted	○	○	○	○	○
Creative	○	○	○	○	○

Ratings ☆ ☆ ☆ ☆ ☆

Strain

Grower ____________ Date ________

Acquired ____________ $ ________

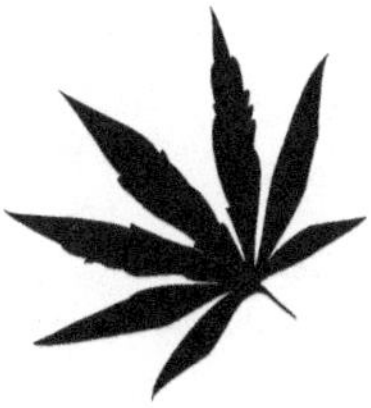

Indica	Hybrid	Sativa

☐ Flower ☐ Edible ☐ Concentrate

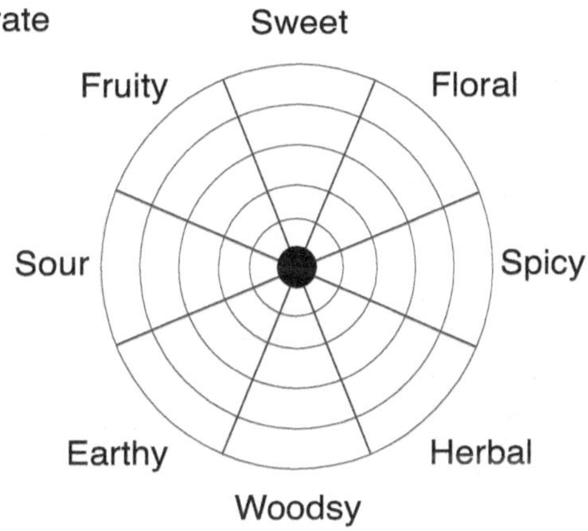

Symptoms Relieved

____

____

____

____

____

Notes

____

____

____

____

____

____

____

Effects	**Strength**				
Peaceful	○	○	○	○	○
Sleepy	○	○	○	○	○
Pain Relief	○	○	○	○	○
Hungry	○	○	○	○	○
Uplifted	○	○	○	○	○
Creative	○	○	○	○	○

Ratings ☆ ☆ ☆ ☆ ☆

Strain

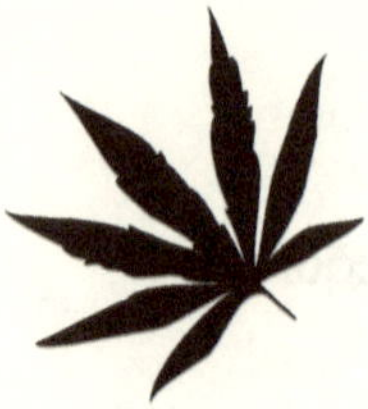

Grower ____________ Date ________

Acquired ____________ $ ________

Indica	Hybrid	Sativa

☐ Flower ☐ Edible ☐ Concentrate

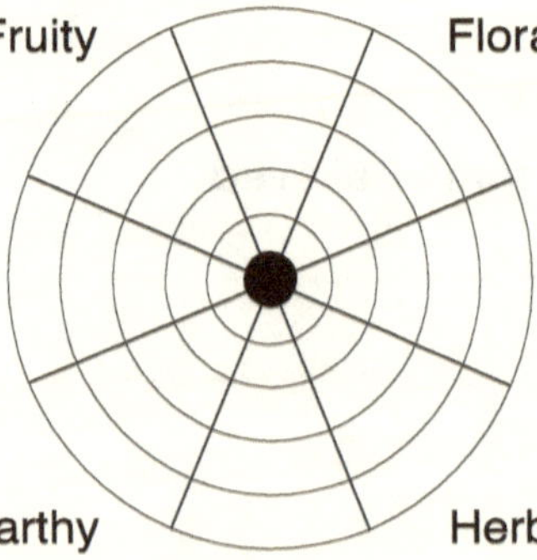

Symptoms Relieved

____

____

____

____

____

Notes

____

____

____

____

____

____

____

Effects	**Strength**				
Peaceful	○	○	○	○	○
Sleepy	○	○	○	○	○
Pain Relief	○	○	○	○	○
Hungry	○	○	○	○	○
Uplifted	○	○	○	○	○
Creative	○	○	○	○	○

Ratings ☆ ☆ ☆ ☆ ☆

Strain

Grower ____________________ Date __________

Acquired ____________________ $ __________

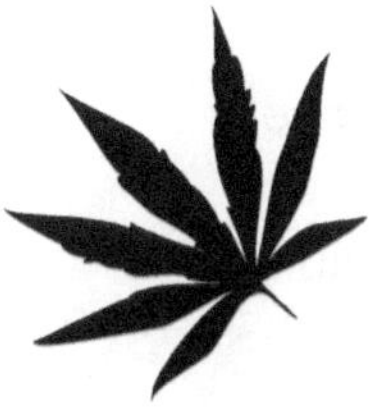

Indica	Hybrid	Sativa

☐ Flower ☐ Edible ☐ Concentrate

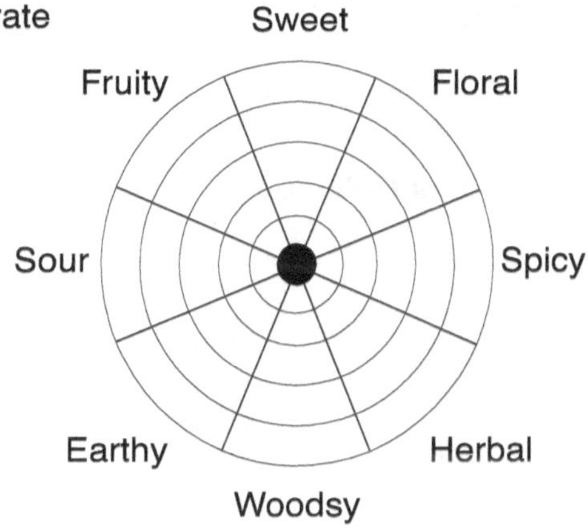

Symptoms Relieved

Notes

Effects	**Strength**				
Peaceful	○	○	○	○	○
Sleepy	○	○	○	○	○
Pain Relief	○	○	○	○	○
Hungry	○	○	○	○	○
Uplifted	○	○	○	○	○
Creative	○	○	○	○	○

Ratings ☆ ☆ ☆ ☆ ☆

Strain

Grower ______________ Date ________

Acquired ______________ $ ________

Indica	Hybrid	Sativa

☐ Flower ☐ Edible ☐ Concentrate

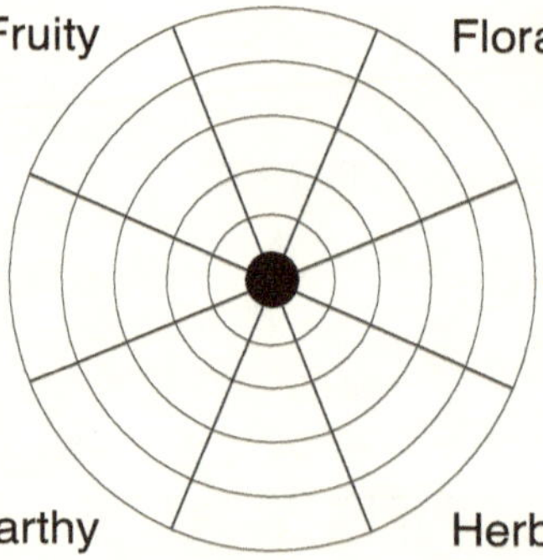

Symptoms Relieved

Notes

Effects	Strength				
Peaceful	○	○	○	○	○
Sleepy	○	○	○	○	○
Pain Relief	○	○	○	○	○
Hungry	○	○	○	○	○
Uplifted	○	○	○	○	○
Creative	○	○	○	○	○

Ratings ☆ ☆ ☆ ☆ ☆

Strain

Grower ____________________ Date __________

Acquired ____________________ $ __________

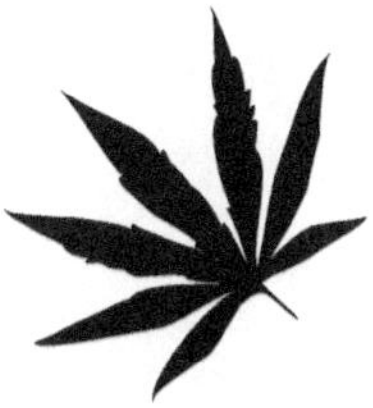

Indica	Hybrid	Sativa

☐ Flower ☐ Edible ☐ Concentrate

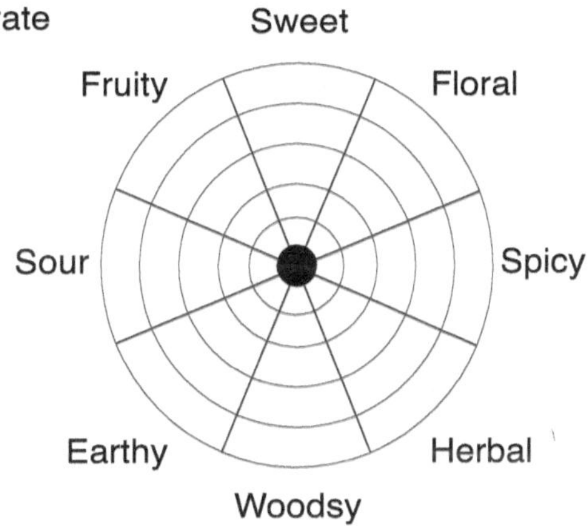

Symptoms Relieved

Notes

Effects	Strength
Peaceful	○ ○ ○ ○ ○
Sleepy	○ ○ ○ ○ ○
Pain Relief	○ ○ ○ ○ ○
Hungry	○ ○ ○ ○ ○
Uplifted	○ ○ ○ ○ ○
Creative	○ ○ ○ ○ ○

Ratings ☆ ☆ ☆ ☆ ☆

Strain

Grower ______________ Date ________

Acquired ______________ $ ________

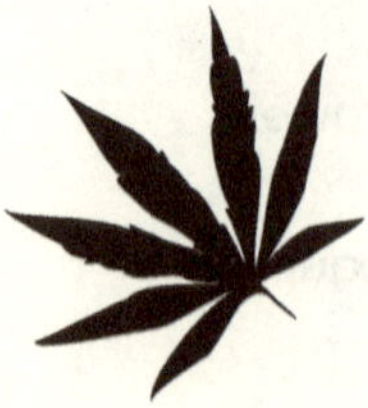

Indica	Hybrid	Sativa

☐ Flower ☐ Edible ☐ Concentrate

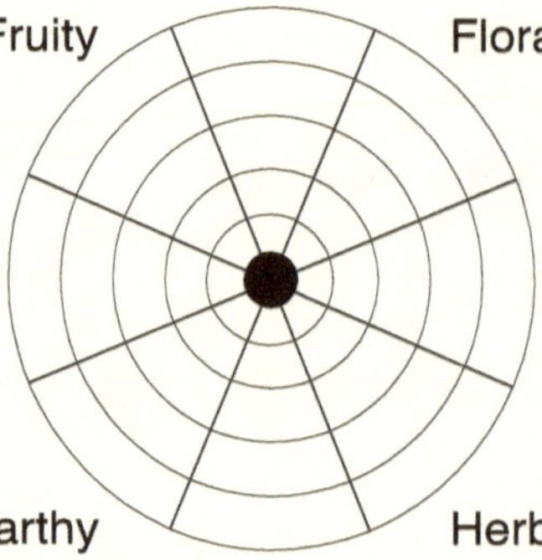

Symptoms Relieved

Notes

Effects	Strength				
Peaceful	○	○	○	○	○
Sleepy	○	○	○	○	○
Pain Relief	○	○	○	○	○
Hungry	○	○	○	○	○
Uplifted	○	○	○	○	○
Creative	○	○	○	○	○

Ratings ☆ ☆ ☆ ☆ ☆

Strain

Grower ____________ Date ________

Acquired ____________ $ ________

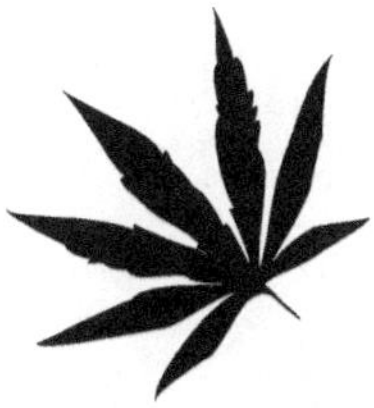

Indica	Hybrid	Sativa

☐ Flower ☐ Edible ☐ Concentrate

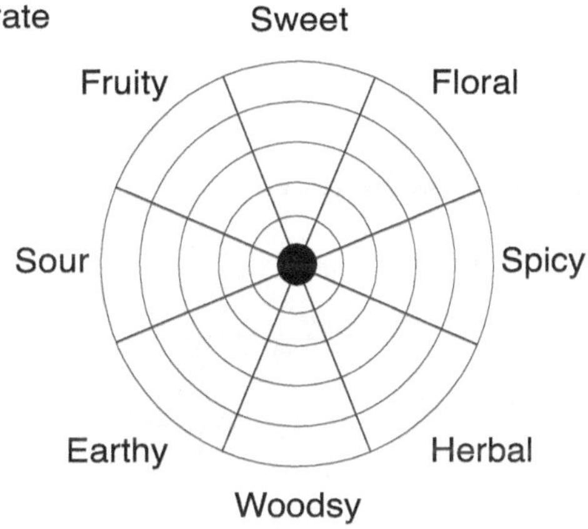

Symptoms Relieved

____

____

____

____

____

Effects **Strength**

Effects	Strength				
Peaceful	○	○	○	○	○
Sleepy	○	○	○	○	○
Pain Relief	○	○	○	○	○
Hungry	○	○	○	○	○
Uplifted	○	○	○	○	○
Creative	○	○	○	○	○

Notes

____

____

____

____

____

____

____

Ratings ☆ ☆ ☆ ☆ ☆

Strain

Grower ______________ Date ________

Acquired ______________ $ ________

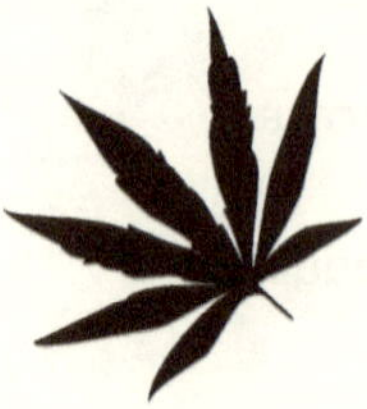

Indica Hybrid Sativa

☐ Flower ☐ Edible ☐ Concentrate

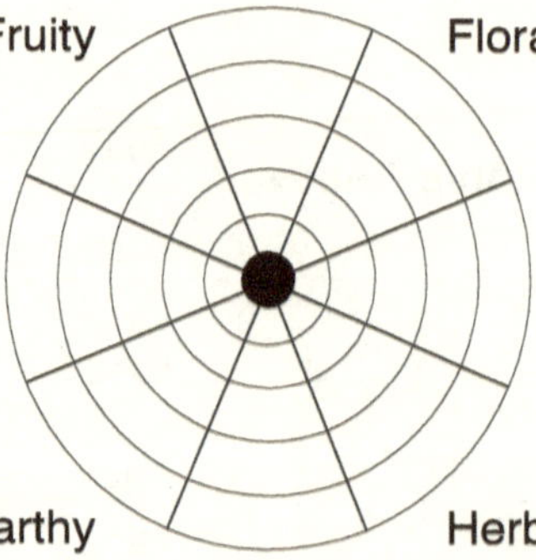

Symptoms Relieved

Notes

Effects	**Strength**				
Peaceful	○	○	○	○	○
Sleepy	○	○	○	○	○
Pain Relief	○	○	○	○	○
Hungry	○	○	○	○	○
Uplifted	○	○	○	○	○
Creative	○	○	○	○	○

Ratings ☆ ☆ ☆ ☆ ☆

Strain

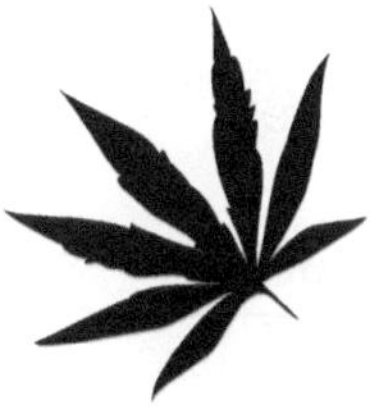

Grower ______________________ Date __________

Acquired ______________________ $ __________

Indica	Hybrid	Sativa

☐ Flower ☐ Edible ☐ Concentrate

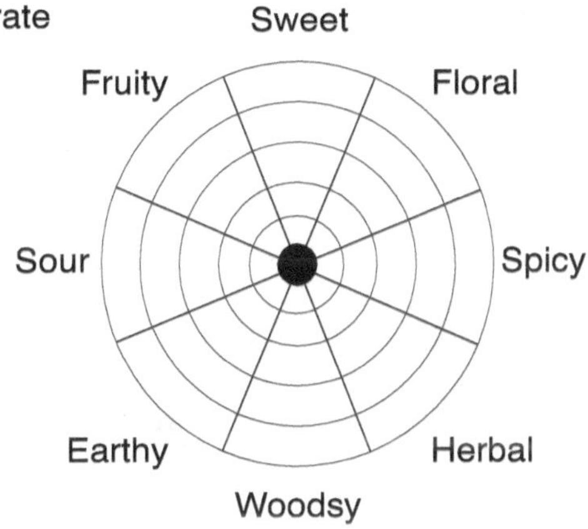

Symptoms Relieved

____

____

____

____

____

Notes

____

____

____

____

____

____

____

Effects	**Strength**				
Peaceful	○	○	○	○	○
Sleepy	○	○	○	○	○
Pain Relief	○	○	○	○	○
Hungry	○	○	○	○	○
Uplifted	○	○	○	○	○
Creative	○	○	○	○	○

Ratings ☆ ☆ ☆ ☆ ☆

Strain

____

Grower _______________ Date __________

Acquired _______________ $ __________

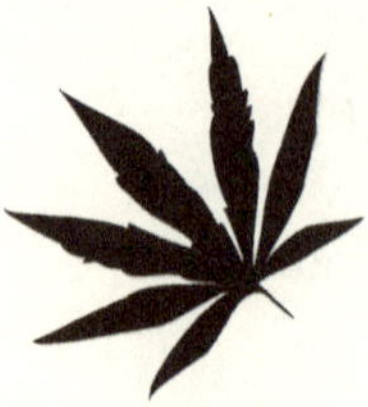

Indica	Hybrid	Sativa

☐ Flower ☐ Edible ☐ Concentrate

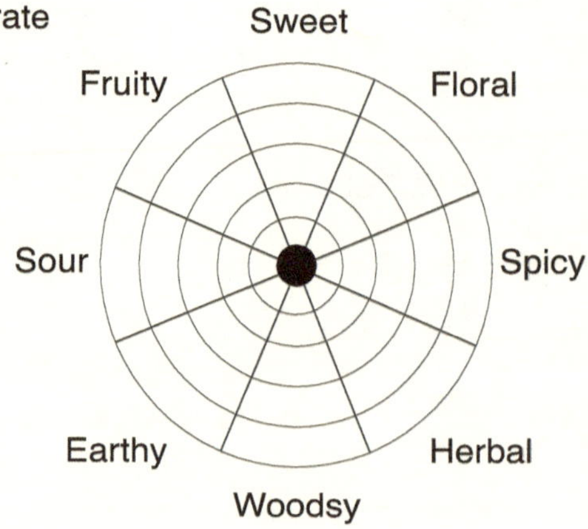

Symptoms Relieved

____

____

____

____

____

Notes

____

____

____

____

____

____

____

Effects	**Strength**				
Peaceful	○	○	○	○	○
Sleepy	○	○	○	○	○
Pain Relief	○	○	○	○	○
Hungry	○	○	○	○	○
Uplifted	○	○	○	○	○
Creative	○	○	○	○	○

Ratings ☆ ☆ ☆ ☆ ☆

Strain

Grower ____________________ Date ________

Acquired ____________________ $ ________

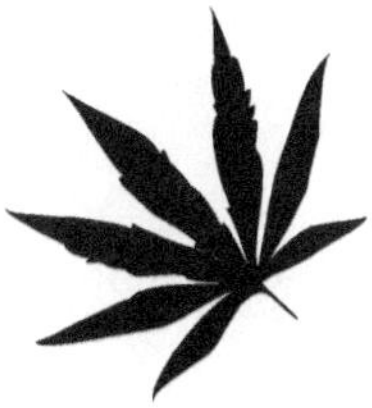

Indica	Hybrid	Sativa

☐ Flower ☐ Edible ☐ Concentrate

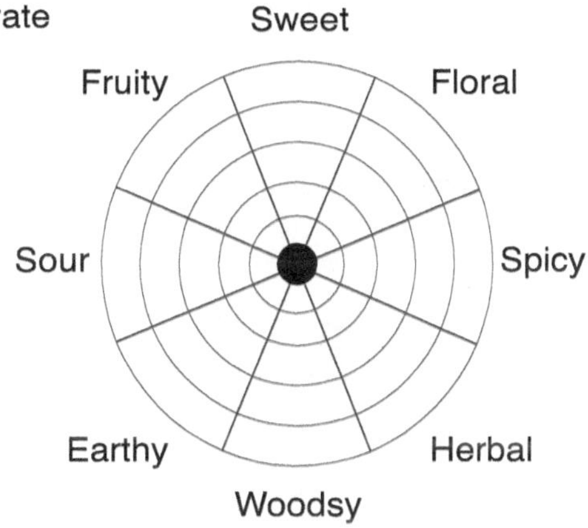

Symptoms Relieved

____

____

____

____

____

Effects	**Strength**				
Peaceful	○	○	○	○	○
Sleepy	○	○	○	○	○
Pain Relief	○	○	○	○	○
Hungry	○	○	○	○	○
Uplifted	○	○	○	○	○
Creative	○	○	○	○	○

Notes

____

____

____

____

____

____

____

Ratings ☆ ☆ ☆ ☆ ☆

Strain

Grower ____________ Date ________

Acquired ____________ $ ________

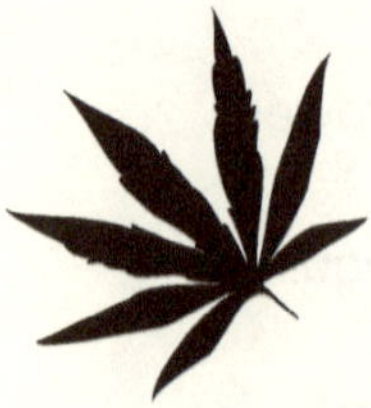

Indica	Hybrid	Sativa

☐ Flower ☐ Edible ☐ Concentrate

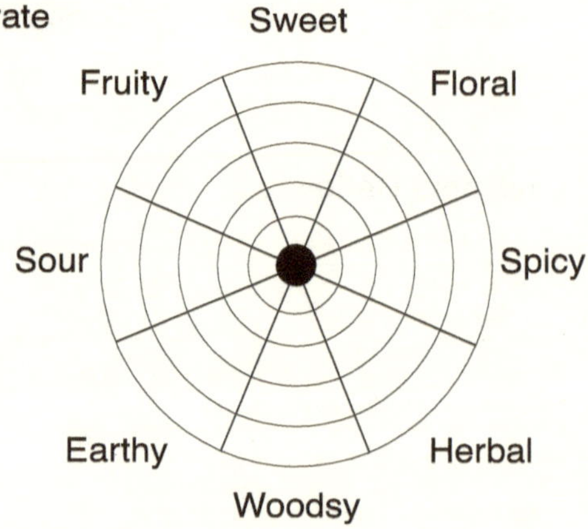

Symptoms Relieved

____

____

____

____

____

Effects	**Strength**				
Peaceful	○	○	○	○	○
Sleepy	○	○	○	○	○
Pain Relief	○	○	○	○	○
Hungry	○	○	○	○	○
Uplifted	○	○	○	○	○
Creative	○	○	○	○	○

Notes

____

____

____

____

____

____

____

Ratings ☆ ☆ ☆ ☆ ☆

Strain

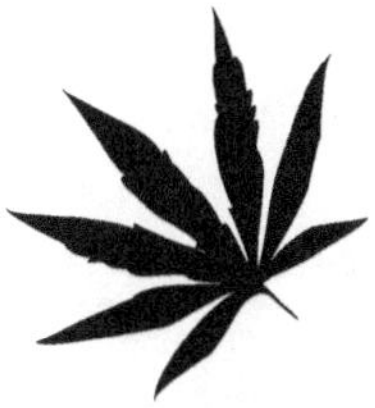

Grower ________________ Date ________

Acquired ________________ $ ________

Indica	Hybrid	Sativa

☐ Flower ☐ Edible ☐ Concentrate

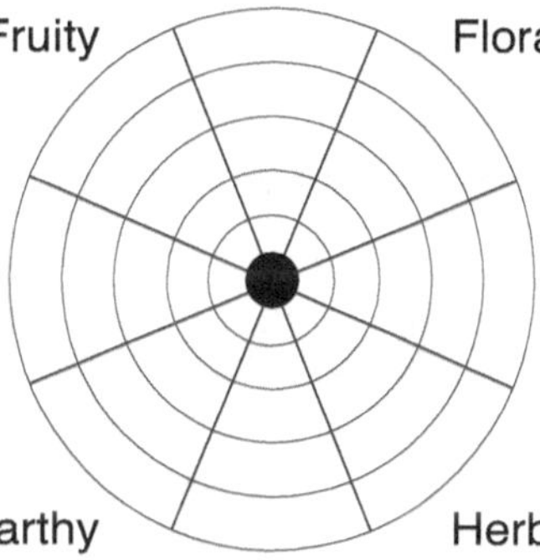

Symptoms Relieved

Notes

Effects	Strength				
Peaceful	○	○	○	○	○
Sleepy	○	○	○	○	○
Pain Relief	○	○	○	○	○
Hungry	○	○	○	○	○
Uplifted	○	○	○	○	○
Creative	○	○	○	○	○

Ratings ☆ ☆ ☆ ☆ ☆

Strain

Grower ______ Date ______

Acquired ______ $ ______

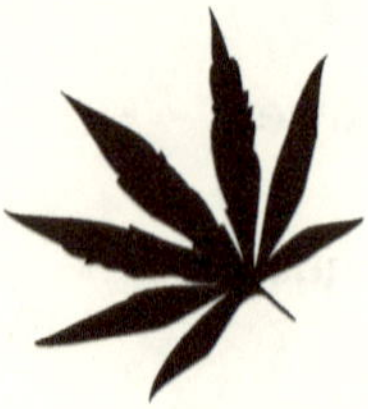

Indica	Hybrid	Sativa

☐ Flower ☐ Edible ☐ Concentrate

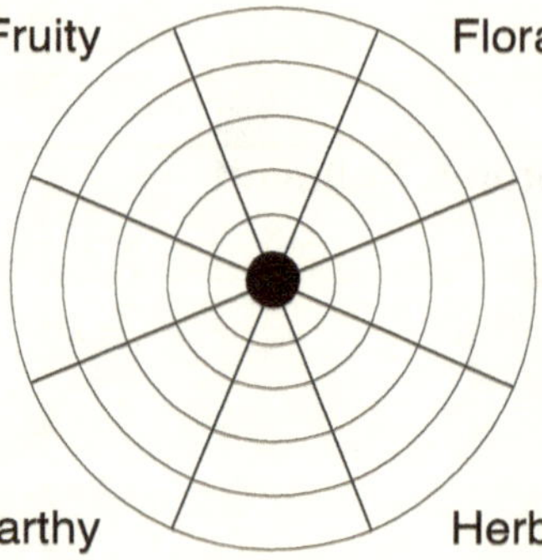

Symptoms Relieved

______

______

______

______

______

Notes

______

______

______

______

______

______

______

Effects	Strength
Peaceful	○ ○ ○ ○ ○
Sleepy	○ ○ ○ ○ ○
Pain Relief	○ ○ ○ ○ ○
Hungry	○ ○ ○ ○ ○
Uplifted	○ ○ ○ ○ ○
Creative	○ ○ ○ ○ ○

Ratings ☆ ☆ ☆ ☆ ☆

Strain

Grower   Date

Acquired $

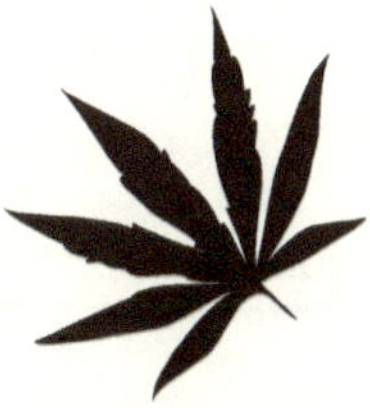

Indica   Hybrid   Sativa

☐ Flower ☐ Edible ☐ Concentrate

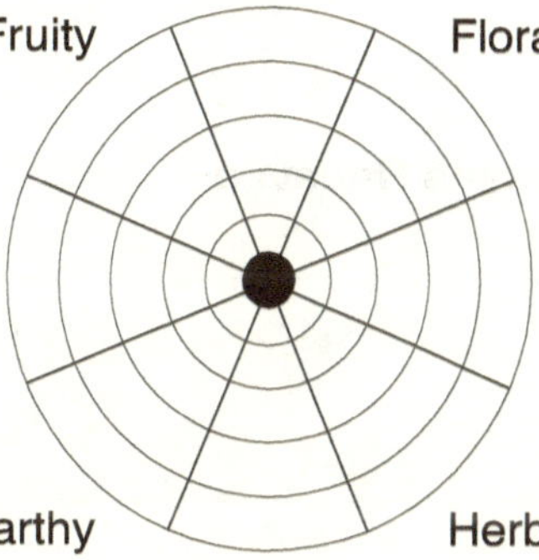

Symptoms Relieved

Notes

Effects	**Strength**				
Peaceful	○	○	○	○	○
Sleepy	○	○	○	○	○
Pain Relief	○	○	○	○	○
Hungry	○	○	○	○	○
Uplifted	○	○	○	○	○
Creative	○	○	○	○	○

Ratings ☆ ☆ ☆ ☆ ☆

Strain

Grower ______________________ Date __________

Acquired ______________________ $ __________

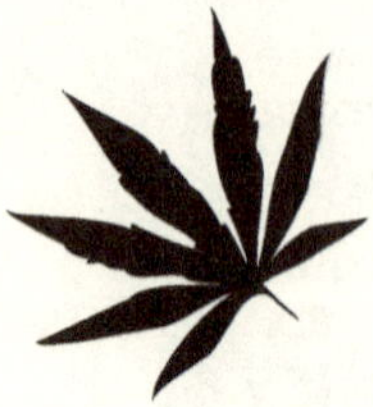

Indica	Hybrid	Sativa

☐ Flower ☐ Edible ☐ Concentrate

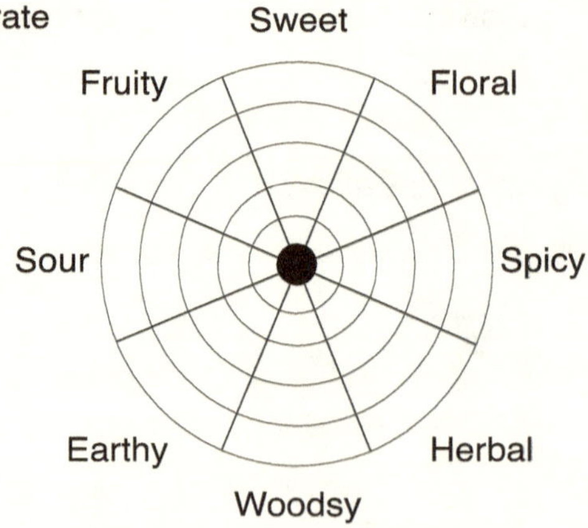

Symptoms Relieved

____

____

____

____

____

Effects	**Strength**				
Peaceful	○	○	○	○	○
Sleepy	○	○	○	○	○
Pain Relief	○	○	○	○	○
Hungry	○	○	○	○	○
Uplifted	○	○	○	○	○
Creative	○	○	○	○	○

Notes

____

____

____

____

____

____

____

Ratings ☆ ☆ ☆ ☆ ☆

Strain

Grower ______________________ Date __________

Acquired ______________________ $ __________

Indica	Hybrid	Sativa

☐ Flower ☐ Edible ☐ Concentrate

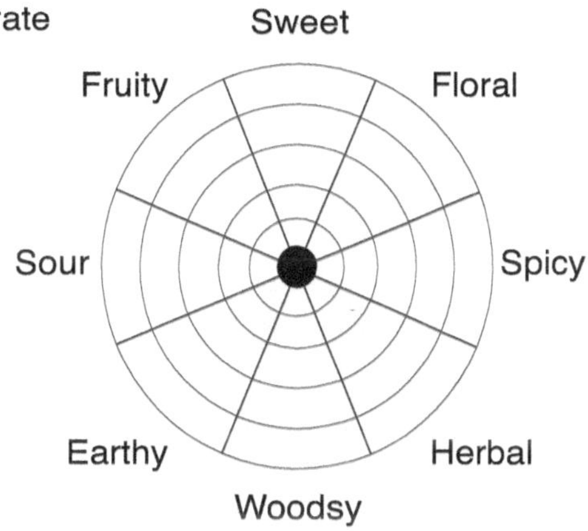

Symptoms Relieved

____

____

____

____

____

Notes

____

____

____

____

____

____

____

Effects	**Strength**				
Peaceful	○	○	○	○	○
Sleepy	○	○	○	○	○
Pain Relief	○	○	○	○	○
Hungry	○	○	○	○	○
Uplifted	○	○	○	○	○
Creative	○	○	○	○	○

Ratings ☆ ☆ ☆ ☆ ☆

Strain

Grower ____________ Date ________

Acquired ____________ $ ________

Indica	Hybrid	Sativa

☐ Flower ☐ Edible ☐ Concentrate

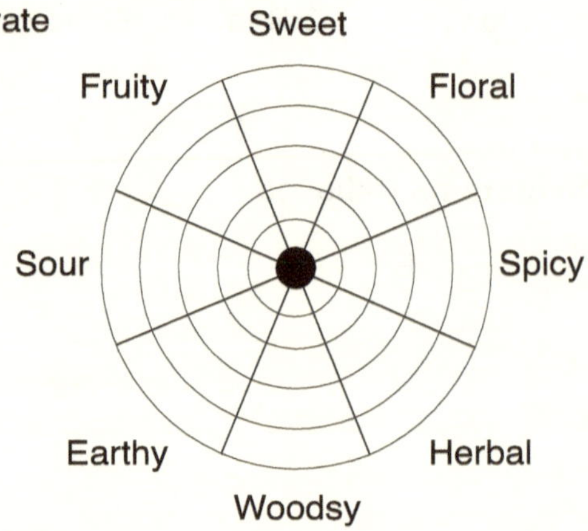

Symptoms Relieved

Notes

Effects	**Strength**
Peaceful	○ ○ ○ ○ ○
Sleepy	○ ○ ○ ○ ○
Pain Relief	○ ○ ○ ○ ○
Hungry	○ ○ ○ ○ ○
Uplifted	○ ○ ○ ○ ○
Creative	○ ○ ○ ○ ○

Ratings ☆ ☆ ☆ ☆ ☆

Strain

Grower ______________________ Date __________

Acquired ______________________ $ __________

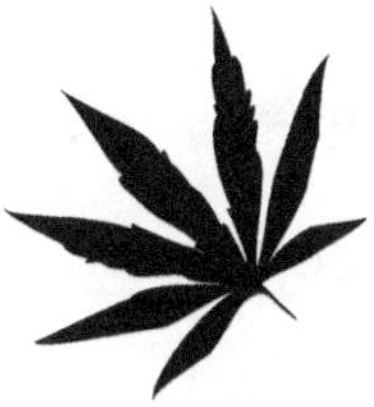

Indica	Hybrid	Sativa

☐ Flower ☐ Edible ☐ Concentrate

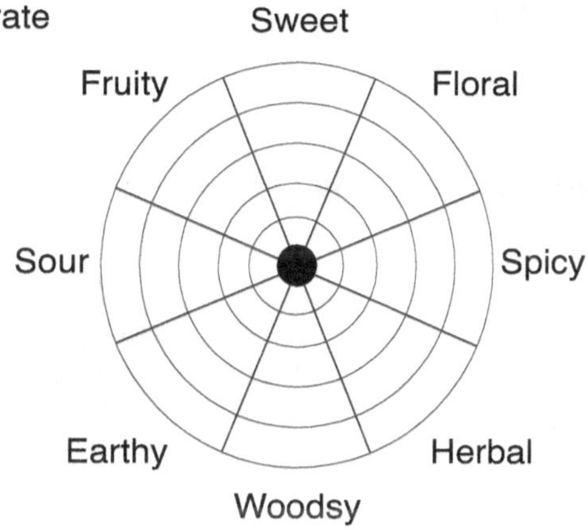

Symptoms Relieved

____

____

____

____

____

Effects	**Strength**				
Peaceful	○	○	○	○	○
Sleepy	○	○	○	○	○
Pain Relief	○	○	○	○	○
Hungry	○	○	○	○	○
Uplifted	○	○	○	○	○
Creative	○	○	○	○	○

Notes

____

____

____

____

____

____

____

Ratings ☆ ☆ ☆ ☆ ☆

Strain

Grower ____________ Date ________

Acquired ____________ $ ________

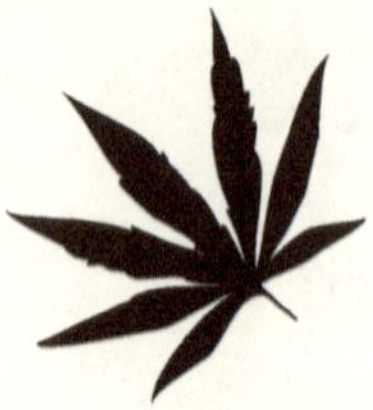

Indica	Hybrid	Sativa

☐ Flower ☐ Edible ☐ Concentrate

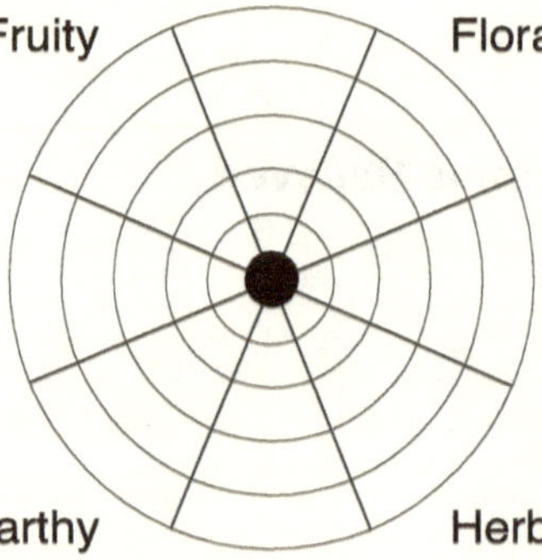

Symptoms Relieved

Notes

Effects	Strength				
Peaceful	○	○	○	○	○
Sleepy	○	○	○	○	○
Pain Relief	○	○	○	○	○
Hungry	○	○	○	○	○
Uplifted	○	○	○	○	○
Creative	○	○	○	○	○

Ratings ☆ ☆ ☆ ☆ ☆

Strain

Grower ______________ Date ________

Acquired ______________ $ ________

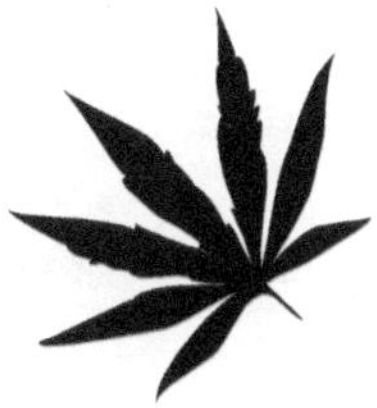

Indica	Hybrid	Sativa

☐ Flower ☐ Edible ☐ Concentrate

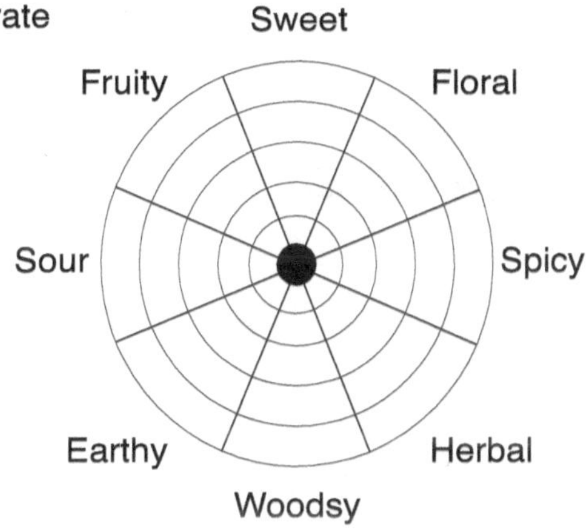

Symptoms Relieved

____

____

____

____

____

Notes

____

____

____

____

____

____

____

Effects	Strength				
Peaceful	○	○	○	○	○
Sleepy	○	○	○	○	○
Pain Relief	○	○	○	○	○
Hungry	○	○	○	○	○
Uplifted	○	○	○	○	○
Creative	○	○	○	○	○

Ratings ☆ ☆ ☆ ☆ ☆

Strain

Grower ______________ Date ________

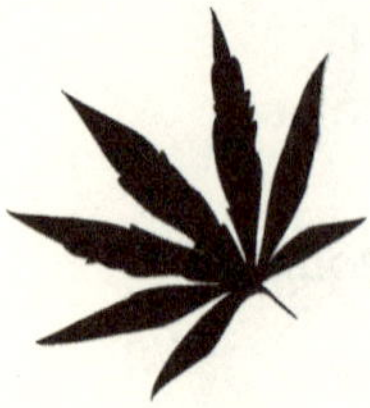

Acquired ______________ $ ________

Indica	Hybrid	Sativa

☐ Flower ☐ Edible ☐ Concentrate

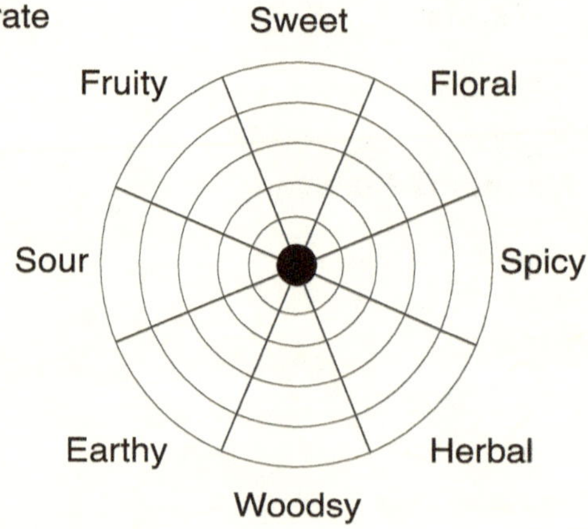

Symptoms Relieved

____

____

____

____

____

Notes

____

____

____

____

____

____

____

Effects	**Strength**				
Peaceful	○	○	○	○	○
Sleepy	○	○	○	○	○
Pain Relief	○	○	○	○	○
Hungry	○	○	○	○	○
Uplifted	○	○	○	○	○
Creative	○	○	○	○	○

Ratings ☆ ☆ ☆ ☆ ☆

Strain

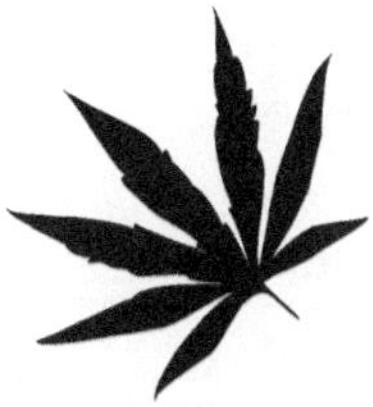

Grower ______________ Date ________

Acquired ______________ $ ________

Indica	Hybrid	Sativa

☐ Flower ☐ Edible ☐ Concentrate

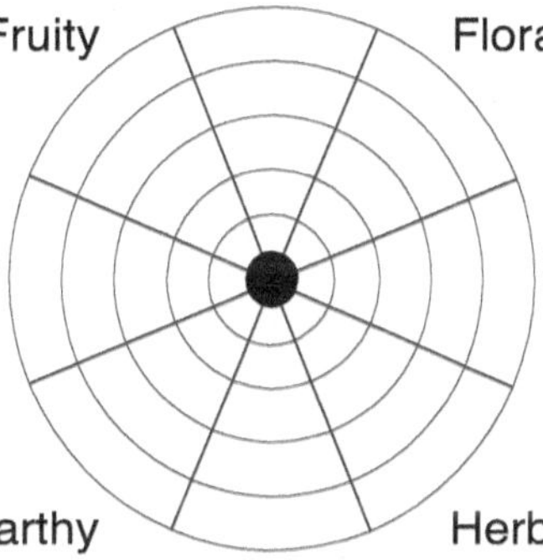

Symptoms Relieved

Notes

Effects	Strength				
Peaceful	○	○	○	○	○
Sleepy	○	○	○	○	○
Pain Relief	○	○	○	○	○
Hungry	○	○	○	○	○
Uplifted	○	○	○	○	○
Creative	○	○	○	○	○

Ratings ☆ ☆ ☆ ☆ ☆

Strain

Grower ____________ Date ________

Acquired ____________ $ ________

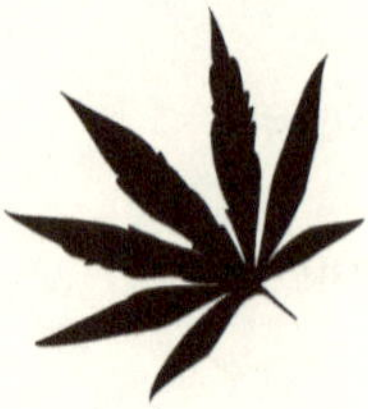

Indica	Hybrid	Sativa

☐ Flower ☐ Edible ☐ Concentrate

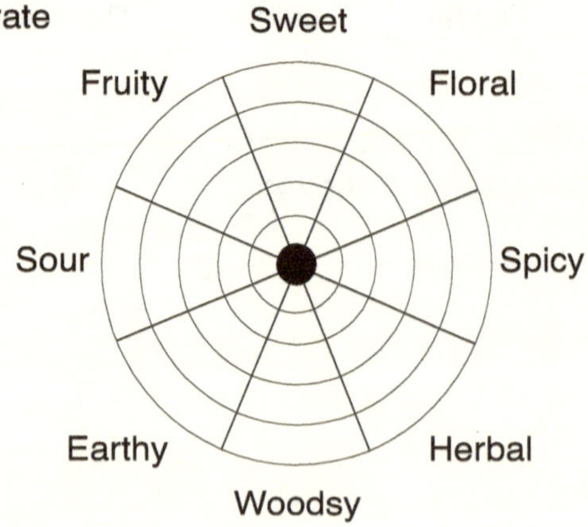

Symptoms Relieved

____

____

____

____

____

Notes

____

____

____

____

____

____

____

Effects	**Strength**				
Peaceful	○	○	○	○	○
Sleepy	○	○	○	○	○
Pain Relief	○	○	○	○	○
Hungry	○	○	○	○	○
Uplifted	○	○	○	○	○
Creative	○	○	○	○	○

Ratings ☆ ☆ ☆ ☆ ☆

Strain

Grower ______________ Date ______

Acquired ______________ $ ______

Indica	Hybrid	Sativa

☐ Flower ☐ Edible ☐ Concentrate

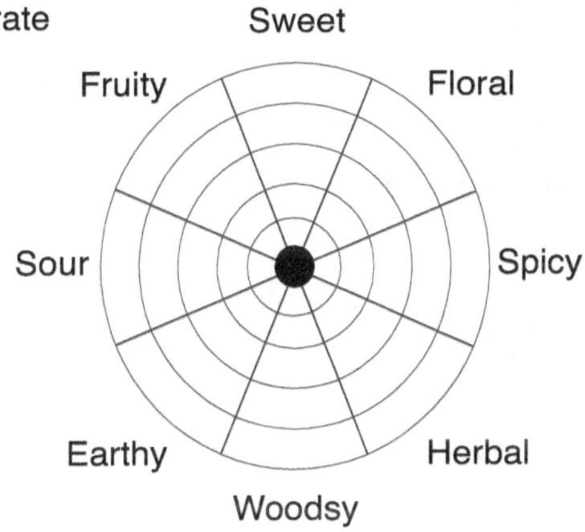

Symptoms Relieved

____

____

____

____

____

Notes

____

____

____

____

____

____

____

Effects	Strength				
Peaceful	○	○	○	○	○
Sleepy	○	○	○	○	○
Pain Relief	○	○	○	○	○
Hungry	○	○	○	○	○
Uplifted	○	○	○	○	○
Creative	○	○	○	○	○

Ratings ☆ ☆ ☆ ☆ ☆

Strain

Grower ____________ Date ________

Acquired ____________ $ ________

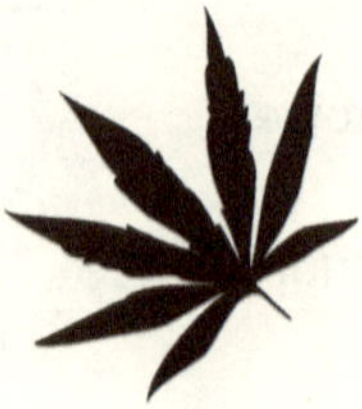

Indica	Hybrid	Sativa

☐ Flower ☐ Edible ☐ Concentrate

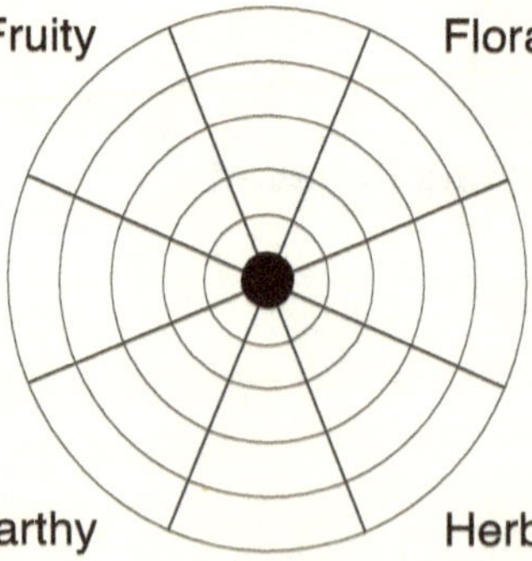

Symptoms Relieved

Notes

Effects	Strength				
Peaceful	○	○	○	○	○
Sleepy	○	○	○	○	○
Pain Relief	○	○	○	○	○
Hungry	○	○	○	○	○
Uplifted	○	○	○	○	○
Creative	○	○	○	○	○

Ratings ☆ ☆ ☆ ☆ ☆

www.ingramcontent.com/pod-product-compliance
Lightning Source LLC
Chambersburg PA
CBHW020922180526
45163CB00007B/2840
* 9 7 8 1 0 7 1 3 0 7 4 0 3 *